中医的守护

ZHONGYI DE SHOUHU

人民日报中医评论员

王君平 著

山西出版传媒集团 山西科学技术出版社

· 太原 ·

图书在版编目（CIP）数据

中医的守护 / 王君平著. -- 太原：山西科学技术
出版社，2024.4
ISBN 978-7-5377-6340-0

Ⅰ . ①中… Ⅱ . ①王… Ⅲ . ①中医学—文集 Ⅳ .
①R2-53

中国国家版本馆CIP数据核字（2024）第026590号

中医的守护

出　版　人	阎文凯	
著　　　者	王君平	
策 划 编 辑	宋　伟	
责 任 编 辑	翟　昕	
助 理 编 辑	文世虹	
封 面 设 计	吕雁军	
内 文 设 计	华胜文化	

出 版 发 行　山西出版传媒集团·山西科学技术出版社
　　　　　　　太原市建设南路21号　邮编：030012
编辑部电话　0351-4922078
发行部电话　0351-4922121
经　　　销　全国新华书店
印　　　刷　山西海德印务有限公司

开　　　本　880毫米×1230毫米　　1/32
印　　　张　7.5
字　　　数　168千字
版　　　次　2024年4月第1版　　2024年4月第1次印刷
书　　　号　ISBN 978-7-5377-6340-0
定　　　价　32.00元

致敬中医药的杰出传媒人

习近平总书记指出，"中西医结合、中西药并用，是这次疫情防控的一大特点，也是中医药传承精华、守正创新的生动实践"。几千年来，中华民族能一次次转危为安，中医药起了重要作用，并在同疫病的斗争中涌现了《伤寒杂病论》《温病条辨》《温热论》等经典著作。大疫出良方。从古典医籍中挖掘精华，在传统方剂中寻找方法，以现代科技智慧为指引，创造性、高效率地筛选出"三药三方"，有效地降低了发病率、转重率、死亡率，提高了治愈率，加快了恢复期患者的康复。中医药几千年的历史经验很宝贵，但也需要讲好"现代话"。在武汉方舱医院，一年轻患者经中医治疗后康复出院。他出舱时说："你们中医治好了我，但是我还是不相信中医药。因为你们说不清治好我的道理。"我的同道们很愤愤不平，我倒是说，他给中医人提出了一个新的问题，要治好人家的病，还要说明为什么能治好。古老的中医药历久弥新，我们不应只是传承精华，促进发展，还要应用现代科技去研究它、诠释它、揭示它的治病原理。这就是总书记所说的"传承精华、守正创新"。中医药走向国际是一个漫长的过程。但是，我相信中医药一定能够走出去，中医药惠及世界的目标也一定能够实现。

中医抗疫赢得了总书记的赞誉，赢得全国人民的好评。这次抗击新冠疫情的胜利既有制度的优势、科技的支持，也有文化的因素。中华文化经过千百年的锤炼，已经深深融入中国人民的骨子里和血液中，平常时候不显山不露水，甚至还有人认为中医药陈旧、落后，但关键时刻迸发出的力量让人深受震撼！这次抗疫，全国人民上下同心，守望相助，令行禁止，共克时艰，展现了理智、克己、牺牲、奉献的精神，为抗疫做出了巨大贡献。我们应该大声地说："中国人民是英雄的人民，中华民族是伟大的民族！"

在危机中育新机，于变局中开新局。新冠肺炎疫情加剧了百年大变革的演进。我在2021年3月份写了一首诗《疫苗考全球》，疫情就是一场考试，但中国是闭卷考试，西方国家是开卷考试。不同抗疫结果形成鲜明对照，让我们更加坚定了中国特色社会主义道路自信、制度自信、文化自信。习总书记讲道："文化自信是一个国家、一个民族发展中最基本、最深沉、最持久的力量。"文化需要发扬，文化也需要传承，文化更需要具有使命担当的传承人的鼓与呼。我的朋友——王君平主任记者就是其中的佼佼者。

王君平为人民日报高级编辑记者、国家健康科普专家。他以党报为主阵地，长期为中医药鼓与呼，助力传播中医药好声音，致力讲好中医药故事，是人民日报中医评论员。他的新闻作品多次获奖，并被中央领导批示。抗击新冠疫情，他以新闻人敏锐的视角、学者睿智的思维，全面、客观地宣传报道中医药抗疫的人和事，为正面引导舆情发挥了重要作用。一时间，"中医药"成了热词，屡上热搜。他将此汇聚成册，成为他的中医药文集，定名为《中医的守护》。全书分为传承、精华、守正、创新4个部分，其中收录的文章有不少是第一次公开发表。相信本书的出版会有力推动中医药的科学普及，让更多的人认识中医药、了解中医药、信任中医药、使用中医药，推动中医药瑰宝更好地维护人民健康并惠及世界。

中医药作为中华文明的杰出代表，是中华民族在几千年生产生活实践和与疾病作斗争的过程中逐步形成并不断丰富发展的医学科学，是中国古代科学的瑰宝，是打开中华文明宝库的钥匙，也是未来健康中国建设进程中不可或缺的重要力量，更是解决世界医改难题的中国办法的重要内容。识势者智，驭势者赢。传承、创新、发展，中医药恰逢其时！"传承精华，守正创新"，让中医药走向世界，推动中医药高质量发展，这不仅是全体中医人的时代使命，更是摆在当代中医人面前的历史考卷。征途漫漫，唯有奋斗。弘扬抗疫精神，增强文化自信，中医药必将发扬光大，造福人类。

"人民英雄"国家荣誉称号获得者

中国工程院　　　院　　士　　张伯礼

天津中医药大学　　名誉校长

中国中医科学院　　名誉院长

2022年9月1日

道经千载更光辉

人类历史上，鼠疫、天花、霍乱等重大传染病，导致了数千万乃至上亿人口的死亡。历史上中医药对瘟疫的防控做出了重大贡献。《中国疫病史鉴》记载，西汉以来，中国先后发生过321次疫病流行，均得到了有效防控，中医药为护佑中华民族的健康做出了重大贡献。在抗击新冠肺炎的过程中，中医药明显降低了死亡率，提高了治愈率，彰显了其在疫情防控和医疗救治中的特色和优势。

长期以来，我们对中医药重大价值的认识不足。近百年来，在东西方文化的激荡中，中医药曾经历了一段痛苦、黑暗的历史时期，是党的政策使中医药获得了重生并不断冲破时艰，努力前行。特别是党的十八大以来，中医药迎来了天时、地利、人和的大好发展时机，以崭新的姿态走向新时代。

中医文化自信，源于"三个伟大"，即中医药是中华民族的伟大创造，是伟大宝库，是中华民族伟大复兴的重要组成部分。中国悠久的传统文化如同中医的"根"和"魂"。传统文化中的"天人合一"，衍化为中医里的"生生之道"，几千年来，已经深深融入了中华民族的文化基因里。而中医药的复兴，也同样需要有传统文化复兴的深厚土壤。只有理解了传统文化在中国人生命态度、生活起居、生存情感中的重要作用，才能理解中医药所蕴藏的巨大意义和价值。

习近平总书记强调，要遵循中医药发展规律，传承精华，守正创新，加快推进中医药现代化、产业化，坚持中西医并重，推动中医药和西医药相互补充、协调发展，推动中医药事业和产业高质量发展，推动中医药走向世界，充分发挥中医药防病治病的独特优势和作用，为建设健康中国、实现中华民族伟大复兴的中国梦贡献力量。目前，中医药发展进入新发展阶段，广大的中医药人要抓住这个大好时机，提高"三个力"：

服务能力。中医人要不断提高自己的学术水平，提升自己解决重大疑难疾病的攻坚克难能力。2009年中医体质辨识被纳入《国家基本公共卫生服务规范》，成为首个进入国家公共卫生服务体系的中医体检项目，并在全国推广应用，为慢病防控、降低医疗支出提供了新的可靠抓手。这说明我们中医人是能够用原创思维为健康中国做出贡献的。

对话能力。在整个大的医学背景下，中西并重、中西互补，只有拿出硬核的东西才能对话，只有自己做出成绩才能对话，只有自己有贡献度才能对话。对话能力说到底就是实力！在国家"一带一路"倡议的引领下，中医药也要从本土走向海外，走出自己的"一带一路"。实现中医药"一带一路"需要具备三个基本条件，即要实现中医药的现代化转型，要有中医原创的、成熟的技术成果，要提升与沿线国家的对接能力。由此可见，有了对话能力才能走得长，走得远。

解释能力。在大科学的背景下，要通过中医药人的努力，讲好中医的故事，领会中医的智慧，不断解读它的精髓，诠释它的科学内涵，不断提高它的现代科学水平，不断增强中医药文化自信。筛选中医治疗的优势病种、适宜技术和疗效独特的方药,运用现代科研方法,在中医理论、作用机理的研究和阐释上有新突破、新进展,要发现更多的像青蒿素一样的科研成果,让更多的人理解、接受中医药,让更多的中医药科研成果走入世界科学殿堂。

如果我们把服务能力、对话能力、解释能力都提升了,那中医药事业整体格局将发生深刻的变化,将推动中医药事业高质量发展,实现"创新性发展,创造性转化",为建设中国特色的医药卫生事业,为提高全人类的健康水平做出更大的贡献,使中医药道经千载更光辉!

中医药传承、创新、发展都离不开媒体的传播助力和引领。人民日报记者王君平对中医药一往情深,对中医药大方向、大事件,用大手笔快速反应,并沉下心来发现问题、思考问题,撰写了不少有深度的稿件,思考中医药传承、创新的发展路径,为中医药发展鼓与呼,受到普遍关注和赞许。最近,君平的中医药文集《中医的守护》即将付梓,相信本书会激发更多理性的分析,让中医声音在时空的穿越中更响、更远。

国医大师
中国工程院院士
北京中医药大学一级教授

2022年9月3日

守中医之正，创医学之新

　　中医药具有丰富的文化底蕴，传承千年，历久弥新。总体来看，中医药在此次疫情防治中的整体作用和意义，主要体现在以下三点：一是中医药发挥了积极有效的治疗作用，提升了公众对中医药的认知度和认可度；二是为推进我国中西医并重特色医疗体系的建设注入了新的活力；三是发挥了中医药的独特优势和作用，为全球抗疫贡献了中国智慧和力量。正如习近平总书记所说："中西医结合、中西药并用，是这次疫情防控的一大特点，也是中医药传承精华、守正创新的生动实践。"

　　回望2020年，新冠肺炎疫情暴发，席卷全球，其传播速度之快，范围之广，发展之迅速，可谓百年不遇的全球大疫。中医药在第一时间介入了这场"战疫"。与以往相比，中医药真正全面、全程地介入了疫情防控。在疫情集中爆发，没有特效药物和疫苗，医疗资源严重不足的危急时刻，我们率先提出"寒湿疫"理论指导新冠肺炎防治，并制订了相应的治法方药，拟定了通治方"寒湿疫方"，结合中医古代抗疫经验，提出用中医通治方大规模治疗的策略，并针对疫情最为严重的基层社区进行了防控模式创新，最终形成了以"中医通治方+社区+互联网"为框架的"武昌模式"。采取第一时间社区大规模集

序 XU

中用药的方法，不仅大大降低了高危人群发病率，阻断了轻症患者病情加重；还为政府决策提供了实时的数据支持，使整个防控关口前移、重心下沉至社区，为医疗系统恢复运转争取了宝贵的时间。该模式在孝感、黄冈、郑州、西安、舒兰等地区成功推广应用，构筑起新冠肺炎社区防控的第一道防线。

国家中医药管理局医疗救治专家组牵头制订了第三至第八版《新型冠状病毒肺炎诊疗方案》中的中医方案，并组织全国专家针对恢复期患者制订了《新型冠状病毒肺炎恢复期中医康复指导建议（试行）》，为一线临床医师提供了切合临床需求的中医方案。我们还充分运用中医"治未病"的理论思想，开展了覆盖新冠肺炎防治全程的诊疗研究，在"未病先防、已病防变、瘥后防复"三个阶段均获得了第一手资料，科研成果发表在《药理学研究》（*Pharmacological Research*）和《医学前言》（*Frontiers of Medicine*）等权威学术杂志上。此外，我们也通过临床筛选出有效方剂"三药三方"，提升了医疗救治能力。

我亲身经历了这场百年不遇之全球大疫，可以骄傲地说，我们中医药人经受住了这场"百年大考"。如果说近两百年的中西碰撞和半个多世纪的中西医结合、中医分科等奠定了中医千年未有之大变局、大变革，那么这次新冠"战疫"很可能成为其转折点。我们要重新衡量中医在整个医学体系中的位置，未来的医学必将走上中西医并重的守正创新之路。我们将借用现代医学的诊断和疗效评价标准，将中西医对疾病的认知放在一个新的、统一的基准上，用中医思维，从因机证治的角度重新审视疾病，找到疾病的发生和变化规律，用中医的手段解决问题。利用现代科学、现代医学等多学科的手段阐释治病的机理，进而丰富现代医学的认知。

当今社会面临着老年病、慢性病、代谢性疾病、心源性疾病、药源性疾病，以及新发、突发重大传染病等诸多挑战。振兴中医药，关键在于守正、创新和发展。我们要以传承为基础，在传承中求创新，在创新中求发展，以理论为根基，以临床为抓手，以科研为动力，以教育为保障，做好顶层设计，加强战略引领，做到"守中医之正，创医学之新"。

在这场战役中，冲锋在前的不仅有医护人员，还有媒体记者，他们第一时间深入一线，及时报道最新的疫情讯息、最真切的抗疫实例、最感人的医患故事，让全世界了解中国人民为抗击疫情所做出的努力与贡献，广泛传播中医药为全球抗击疫情所贡献的中国智慧。王君平同志作为人民日报的一名资深记者，对振兴发展中医药充满责任感，悉心调研，深度采访，积极宣传介绍中医药领域的各项成果。《中医的守护》一书是王君平同志整理的近年来中医药热点、重点事件的评论文章，内容涉及中医抗疫、中医传承、中药质量、中医创新、中医发展与海外传播等多个方面，用通俗易懂的语言讲述了中医药的独特优势与作用，向部分民众澄清了其对中医药的误解，且能冷静看待中医药领域的现状，并对中医药的未来发展进行了深入思考。希望借助本书的出版来更好地传播中医声音，让更多的人认识中医药，了解中医药，传承好中医药，共同推动中医药事业高质量发展，为全面推进健康中国建设贡献中医力量。

中国科学院院士
中国中医科学院广安门医院主任医师

2022年9月10日

目 / 录

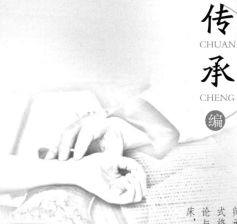

传承编

CHUAN
CHENG

师承教育一直是传统中医教育的主流形式。师承模式将临床与教学相结合，实践贯穿始终，搭建起理论与临床转换的桥梁，口传心授，在临床中学临床，学的是望、闻、问、切的本事。

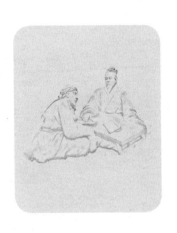

邓铁涛：为何要当铁杆中医

在"邓老凉茶"罐上，有一位身穿西服、戴细框眼镜、面带微笑的老人，他就是国医大师——邓铁涛。他一生为振兴中医大声疾呼，是一位"铁杆中医"。2019年1月10日，这位老人走完了人生旅程，享年104岁。

我是为中医而生的人

从幼时眼见父亲悬壶济世，到后来走上中医求学之路，邓铁涛始终在为中医发展奔走呼号。他说："我是为中医而生的人。"

邓铁涛1938年就曾与同学在香港合办了南国新中医学院。"中医学受轻视、歧视、排斥，从民国初的政策开始一直到今天，中医在这一百年里经常受到不正确的对待。"邓铁涛说，"自己感到中医这个宝贝不能在我们这一代人手中丢掉"。

"鲁迅的《呐喊》我读过好多次，我要像他一样去呐喊，为中国文化呐喊。"邓铁涛一生多次上书中央，为弘扬祖国医学大声疾呼。

邓铁涛第一次上书，呼吁成立国家中医药管理局。第二次上书，保下国家中医药管理局，这就是中医界著名的"八老上书"。第三次上书，为中医和西医院校合并"踩刹车"。第四次上书，重申中医不能丢，呼吁全社会对中医加以重视。第五次上书，建议中医介入抗击非典的工作。

邓铁涛不担心中医走不出国门，而是担心中医走出去不姓"中"。他说："我们中医一定要争气。日本人曾提出，中国人迟早要到日本学中医。我现在最怕的就是中国人没把中医学好、用好，一看到西医那些方法，心里就胆怯了。中医要有底气，要为全球健康提供中国处方。"

传承中医不当"完人"

有病人向邓铁涛反映，他在中医院住院一周，医生没有给他摸过一次脉。邓铁涛愤然地说："这到底是西医的脑袋还是中医的脑袋啊？你这个医生的屁股到底坐在哪里了？"

传承中医，人才是根本。中医人才青黄不接，让邓铁涛忧心忡忡。他自嘲，中医薪火不传，我们就是一代"完人"了，"完蛋"的人。

邓铁涛说，消灭中医的不是外人，外人消灭不了中医，但中医人自己能够消灭中医。

中医传承一定要培养"铁杆中医"。他多次在培训班上说："解除人类痛苦的曙光出现在东方。所以对西医的东西，大家不要迷信，对中医的东西要坚信。你做不到就是你的功夫没到。"

邓铁涛从1978年开始招收研究生，共培养硕士生27人，博士生15人，博士后1人。自身的从业经历更告诉他，中医带徒是中医教育的一种传统方式。"书本知识毕竟是死的，临床不少

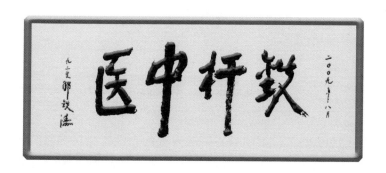

疑难问题，只有法传，难以书传，需要老师在身边心传口授，方能领悟。"中医院校学生如不注重跟师实习，其学问与临证水平均难以提高。

在他的倡导下，国家中医药管理局联合国家人社部、国家卫生健康委员会（以下简称"国家卫健委"）在全国推广名老中医带徒传授制度。1990年10月，首届"全国继承老中医药专家学术经验拜师大会"在北京人民大会堂隆重举行，全国首批500位名老中医开始带徒。2000年，全国中医传承面临青黄不接的困局，他振臂一呼，带头示范，号召全国名中医来广东带徒，传承中医薪火。

学好中医不仅为了生活，还应有更高的境界。邓铁涛认为，凡是中医入了门以后，真正有所成就的人，一定热爱这个事业，认为事业比自己的生命还重要。这是对祖国、对中华优秀传统文化、对中医药这门科学无限热爱的表现！

邓铁涛表示，要毫无保留地尽自己之所有教自己的学生，并提出"学我者必须超过我"的口号，表达了对继承人的热切期望。他说："我不保守，我对待我的儿子和学生都是平等的。在邓铁涛学术经验研修班，我自己只讲了一堂课，其余都是由我的弟子主讲，说明我有了一支可持续发展的队伍，这支队伍已经形成了。"

抗击非典，中医立功

2002年末，一种世界首次发现的烈性传染病突然袭击广东，这种疫病后来被定名为非典型性肺炎，英文简称"SARS"。当时87岁高龄的邓铁涛站出来勇敢而自信地说，SARS是温病的一种，而中医治疗温病历史悠久，用中医药可以治好SARS。之后，邓铁涛立马撰写学术文章，以便全国中医介入抗击非典时参考。

邓铁涛临危受命，抗击非典期间被任命为中医专家组组长。在他的努力下，当时他所在的广州中医药大学第一附属医院共收治了73例SARS病人，取得"零转院""零死亡""零感染"的"三个零"成绩。

中医不只是养生保健、治未病，中医并不是慢郎中，抗击传染病中医也毫不逊色。有人说，非典救了中医！从此，中医有了和西医平起平坐对抗疾病的机会。人们不会忘记为中医赢得声誉的邓铁涛。

邓铁涛行医御药80多年，一直精心研究中医理论，极力主张"伤寒""温病"统一辨证论治，对《中医诊断学》的内涵建设提出了新的见解。

"人民英雄"为何授予张伯礼

2003年，抗击非典，他挺身而出；庚子新春，迎战新冠，他逆向而行。"国有危难时，医生即战士。宁负自己，不负人民！"他的誓言依然未改。

他就是年过花甲的中国工程院院士、天津中医药大学校长张伯礼。2020年9月8日，在全国抗击新冠肺炎疫情表彰大会上，张伯礼被授予"人民英雄"国家荣誉称号。此次获得国家荣誉勋章的4人中，张伯礼作为唯一的中医人入选，体现了党和国家对中医药抗疫贡献的高度肯定。

面对荣誉的张伯礼，说得最多的一句话是"唯代中医人受誉"。不论名誉把他推往何处，无论他身居何位，张伯礼始终记得，他代表的永远是人民，热爱的永远是中医药事业。

严格隔离，只是成功了一半。不吃中药也不行

"疫情严重，国难当头。疫情不重不会让我来，这份信任是无价的。"2020年1月25日，大年初一，中央紧急成立了赴湖北疫情防控指导组，张伯礼名列其中。他心中难耐的激动是："这很可能是振兴中医药的一次难得机遇。"

临危受命，闻令而动，张伯礼在出征武汉飞机上填词："晓飞江城疾，疫茫伴心惕。隔离防胜治，中西互补施。"面对一切茫然与未知，他心里却有一份底气，那是对中医药的自信。

那时的武汉，一道发热门诊将世界分割，门诊外阴冷潮湿，门诊内人满为患。张伯礼意识到，如果不加以控制，感染人数会越来越多。

当晚，张伯礼就第一时间向中央指导组提出，必须严格隔离，他提议将确诊、疑似、发热、留观4类人群进行集中隔离，分类管理。"但严格隔离，只是成功了一半。不吃药也不行。"张伯礼提出"中药漫灌"治疗方法，普遍服用中药，拟定"宣肺败毒方"等方药，让4类人使用中医药。他的建议被中央指导组采纳。

张伯礼开出方子后，试着给药企负责人打电话，请其帮助做袋装中药汤剂。负责人回答："没问题，全力配合。"张伯礼说："现在没有钱，也不是做一天，也不是做千百袋呀。"他说："为了武汉人民，什么都不要讲了。"这让张伯礼感动不已。

第一天3000袋，第三天就8000袋，最多一天4万袋。张伯礼难掩兴奋："通过普遍服用中药，集中隔离的很多发热、疑似患者病情得以好转，效果不错。"在中央指导组决策下，武汉开展最全面、最严格、最彻底的大排查。严格隔离的同时普遍服用中药，取得了良好效果。

数据显示，2020年2月初到2月中旬，从4类人当中确诊新冠肺炎患者的比例为80%，吃药10天左右，2月底降到10%以下。阻止疫情蔓延，这是以张伯礼为代表的中医药人在武汉打响的第一场疫情阻击战。

一定要有中医药阵地。只要有阵地，就能有作为

武汉江夏区大花山有个户外运动中心，当地人称"江夏鸟巢"，疫情期间被改建成江夏方舱医院。

"一定要有中医药阵地。只要有阵地，就能有作为。"张伯礼说。他与中央指导组专家、北京中医医院院长刘清泉写下"请战书"，提出筹建一家以中医药综合治疗为主的方舱医院。

经中央指导组批准，张伯礼率国家中医医疗队队员，进驻江夏方舱医院。这是一次传承精华、守正创新的生动实践，中医人第一次有了自己的阵地，方舱医院从中药、针灸、贴敷到太极拳、八段锦一条龙综合治疗，第一次实现了中医中药"灌满仓"。

2020年2月14日，江夏方舱医院开舱。最忙碌的前几天，张伯礼穿着写着"老张加油"的防护服，熟悉环境、紧盯流程，问诊患者，对症拟方，指导临床，巡查病区……每天几个小时的行走，里面衣服都湿透了。

26天的运营中，江夏方舱医院共收治新冠肺炎轻症和普通型患者564人。中医药团队交出了轻症病人零转重、痊愈病人零复阳、医护人员零感染"三个零"的亮眼成绩单。中医治疗经验不胫而走，90%的方舱都使用了中药，一般转重率2%～5%，远低于公认的10%～20%的转重率。没有重症就没有死亡，中医药疗效得到了证明。

张伯礼提出"大疫出良药"。在中央指导组和国家中医药管理局领导下，共筛选出金花清感颗粒、连花清瘟胶囊、血必清注射液、清肺排毒汤、化湿败毒方、宣肺败毒方"三药三方"，因证据充分，疗效确切，被编入了国家版诊疗方案。

由于过度的劳累，张伯礼胆囊炎发作，腹痛难忍，中央指导组强令他住院治疗。2020年2月19日凌晨，张伯礼在武汉接受了微创胆囊摘除手术。手术前，按惯例要征求家属意见，张伯礼说："还是我自己签字吧。"

住院期间，张伯礼拟诗一首以表情怀："抗疫战犹酣，身恙保守难，肝胆相照真，割胆留决断。"他风趣地说："这回把胆留在了武汉，看来这辈子注定与武汉肝胆相照了。"

人民至上，生命至上，要把重症患者一个不落拉回生的安全线。张伯礼挺身而出，为饱受多年争议的中药注射剂正名："对重症患者早期足量使用中药注射剂可力挽狂澜。"血必净、参麦/生脉、参附、痰热清、热毒宁等中药注射剂在重症患者救治中大显身手。

"中西医结合救治是我们的亮点。"张伯礼提出，重症病房中西医联合查房，让中西医优势互补叠加。研究显示，在一项75例的重症患者临床对照试验中，中西药并用组和单纯西药组相比，核酸转阴时间、住院时间平均缩短3天。

现在的武汉车水马龙，人声鼎沸，我喜欢这个武汉

2020年4月16日，张伯礼离开了他苦战82天的武汉。临别之际，张伯礼说："武汉是英雄的城市，武汉人民为抗击疫情做出了牺牲和贡献。"

2020年5月22日，当身为全国人大代表的张伯礼走进会场时，在场所有人为这位抗疫英雄鼓掌。在介绍医护人员不惧生死英勇战疫时，他再一次落泪。他提出修订《传染病防治法》，建议将中医药纳入重大公共卫生事件应急体系建设，中医药应有参战权。

鉴于新冠肺炎的特点，早在江夏方舱医院还没有闭舱时，张伯礼已经在思考出院患者的康复问题，面对部分患者出现的咳嗽、胸闷、乏力、失眠等症状，以及肺纤维化及免疫功能损伤等问题，他依然孜孜不倦用中医药寻找答案。张伯礼联合武汉一线专家，组织编写了《新型冠状病毒肺炎恢复期中西医结合康复指南（第一版）》，有效指导了恢复期患者的中西医结合康复治疗。

在江夏方舱医院"休舱"前，张伯礼提出要留下一支不走的中医队伍。2020年4月6日，张伯礼传承工作室正式落户武汉市中医医院，这也是他第一次在天津以外收徒。

花开迎凯旋。2020年7月24日，当张伯礼回到他称为"第二故乡"的武汉时，举行了"中医药抗击疫情的优势与特点"主题演讲，参加武汉市中医医院挂牌天津中医药大学教学医院的签约授牌仪式，出了半天康复门诊，听了康复研究汇报。看到曾经的患者们如今都能正常地生活，张伯礼高兴地说："现在的武汉车水马龙，人声鼎沸，我喜欢这个武汉。"

疫情无国界，大医有爱心。疫情防控期间，张伯礼参加了几十场海外连线。"分享中国经验，我们从不保守。"他希望中医药能帮助更多国家和地区战胜疫情，让中医药瑰宝惠及世界。

2020年9月1日，开学第一课如约而至，张伯礼登上"云讲台"。他深情地说："再过10年、20年，你们就是我们共和国的脊梁，你们就是国家的建设者，这个历史的重任就交到你们身上了，相信你们一定能战胜包括传染病在内的各种疾病，保证全国人民的健康。"

"疫情来了，医务工作者义不容辞，必须要冲上前去。治疗救人只是职责所在，我只是干了我应该干的事。"张伯礼心里始终装着人民，深爱着中医药。

路志正：治疗疑难杂病，中医如何有优势

疑难杂病治起来最棘手。首届国医大师路志正认为，疑难病治疗是中医的优势所在，在辨证论治的基础上发挥中医综合治疗优势，疑难病往往能迎刃而解。

路志正年近百岁，眼不花，耳不背，行动自如，坚持每周出诊，是我国出诊年龄最大的中医师。他常说："临床疗效是中医的生命力。多看病，就是对社会最大的贡献。"

每当临诊，我总觉得诚惶诚恐

路志正依然记得他初诊的那位患者。

那是一位十六七岁、大小便不通的患者，病情危重，脉搏微弱。路志正希望通过"温通"，把病人的小便引出来，缓解病情。病人当时很虚弱，坐起来时，用力过猛，昏迷了过去，最终没有得救。这件事使路志正难过了很久。

路志正12岁拜师学医，17岁独立应诊，悬壶济世80年，救治了数以万计的患者。路志正说："每当临诊，我总觉得诚惶诚恐，生怕一时疏忽而出变故。因为我们面对的是病人，是生命，生命大于天！"

"每一位患者，路老都亲自望、闻、问、切，再向我们提问。"路志正的弟子说，"每一个方子，他都反复斟酌，坚持精确、至简的用药原则。"

药不在多，而在精；量不在大，而在恰中病机。有人拿一张方子给路志正看，上面写得神乎其神，结果一研究发现，配伍乱七八糟。这种方子，被路志正称为"驴马方"——驴马吃了都未必受得了，何况是人?

"治病如御敌，贵在轻便、轻简、轻淡。临证用药如将用兵，不在多，而在独选其能。药不贵繁，量不在大，唯取其功，所谓四两拨千斤。"路志正认为，药量过大、五味杂陈、味厚气雄，则矫枉过正、损伤脾胃。脾胃受损则不能运药，产生不良反应，导致药源性疾病。路志正临证处方用药，一般药味不超过12味，每味用量不超过12克，常选质轻、味薄、性平和之品。

路志正喜欢当医生，为病人解除痛苦。他认为，中医治病，贵在辨证施治，要因人、因时、因地制宜，不能拘泥于古方、古法和某一经验方药，临证必须灵活变通。

有些中医一见冠状动脉粥样硬化性心脏病（简称"冠心病"）就靠活血化瘀，忽视其他法则。路志正遇到一位心律失常的病人，刚出院就复发了，又来看病。路志正按湿热阻滞胃肠辨证治疗，患者很快就恢复了。"冠心病的发病非独在于心，五脏气化失常，湿、痰、瘀均可引发。"

在他的主持下，"路志正调理脾胃法治疗胸痹经验的继承整理研究"课题获国家中医药管理局中医药基础研究二等奖。临床观察结果显示，调理脾胃法治疗心绞痛显效率为60.3%，总有效率为95.3%，心电图显效率为24%，总有效率为49.4%。

满招损，谦受益；活到老，学到老

在路志正家里，客厅、卧室随处可见医书，茶几和床上摆满他正在编纂的文集资料。

黎明即起诵经典，挑灯夜读觅新知。路志正之所以成为一代名医，与他几十年来学习不辍、精读医典、学用结合大有关系。日间诊病，每每遇到疑难杂症，他就在夜深人静之时阅读大量医案，学习前人治验，并深入研究探索。

一位女患者大小便不通，饮食难进，腹胀难忍，处于极度虚弱状态。晚上读书时，路志正从《本草纲目》中找到了法子，为患者开了相应的药。其后，患者二便通利，疾病痊愈。

路志正将"满招损，谦受益"作为座右铭悬于书斋，表达自己"活到老，学到老"的决心。如今，他读书兴趣不减，如果晨间不读书、晚间不看报，就会怅然若失。他对中医经典著作中的重要章节烂熟于心，几十年过去，仍能背诵。

为何用功如是？因为中医治病方法众多，有药物、针灸、导引、食疗等方法，药物治疗又有内治、外治之分，有汤、散、丸、膏、丹、酒等多种剂型，不同方法的作用形式、起效时间、药效持续时间等均不同。路志正说，没有两个完全相同的病人。临证应根据患者就诊时的体质状态、病情轻重、病程长短、临床表现和生活环境等，灵活应用治疗方法，方能取得显著疗效。

中医学博大精深，入门易，学精难。要做到学用一致，以治愈疑难疾病，这就更难。路志正常感叹："做到老，学到老。"但他认为，只要树仁爱为怀之心、立济世救人之志，做到勤学、勤思、勤问、勤记、勤用，忌浮躁、浅尝辄止、骄傲自满，就一定能成为学验俱丰的医学大家。

要夯实中医基础，还要提高文化底蕴

几十年来，路志正带出的一批批研究生、留学生、进修生、学术继承人，许多都成了学术骨干和高级中医、中西医结合人才。

根据学生专业的不同，路志正区别指导：对"西学中"的学生，让其钻研《伤寒论》，结合常见病、多发病，将中医宏观调控与西医微观检测相结合，探讨一些疑难病的中西医结合之法；对科班出身、在肺病专科有研究的中医学生，路志正要求其再读《赤水玄珠》和《理虚元鉴》，提高其临床辨治能力。

路京华是路志正的二儿子，从小跟父亲练"童子功"。父亲对他要求很严，让他背诵经典古籍，甚至要比看着念流利。近年来，路京华往返于中日之间，一边跟随父亲出诊、学习父亲的经验、整理父亲的医学论著，一边致力于在海外推广中医药文化。路京华认为，中医药要做大、做强，关键要有适宜的环境和土壤。作为一名合格的中医医生，要具备文史哲基础，不仅得精通医学，还要旁通天文、地理、气象、历法等知识。

河北省廊坊市广阳区人民医院中医石瑞舫跟随路志正侍诊学习。他感觉，自己需要学习的东西太多了。路志正教导他说："学中医，得由浅入深慢慢来，学医之功在医外，不但要夯实中医基础，还要提高文化底蕴。"

路志正担任过三届全国政协委员，15年间积极建言献策，为中医药奔走呼吁：不能用管理西医药的标准来管理中医药，而应按照中医药规律，真正做到"药为医用，医知药用"。

2003年，非典肆虐。当时，中医人员没有参与非典防治。时刻关注这一疫情发展的路志正，心急如焚。在国务院举行的中医药防治非典座谈会上，路志正提出："中医人员应充分参与临床救治工作。"国务院领导听取与会专家的建议，中医进入了防治非典的主战场。

路志正的外孙郑昭瀛从小跟随路志正学习中医。他对路志正的病案逐个研习，在临床中加以实践。"中医的事，不是一个人、一个家、一个行业的事，而是全中国乃至全世界的事。"他说。如今他创办了微信公众号，希望踏上时代的节拍，凝聚更多年轻中医人的力量。

"中西医学，是两种不同的理论体系，各有所长。"路志正表示，"在临床中参考现代医学检查数据，是必要的。但是，要根据中医理论辨证论治，不要被西医病名束缚了自己的思路。"路志正说，这是他行医的心得，也是自己对后辈的期盼。

王琦：为啥要做传承中医的"潮人"

王琦，第二届国医大师，是国医大师里的"年轻人"，江苏高邮人，是北京中医药大学终身教授。

他力主行医不能只看人的病，更要看病的人，把辨体、辨病、辨证结合起来。

他说，中医要被认可，要靠疗效，要靠原创的理论体系。他开创中医体质学，用体质辨识助医生治病，帮普通人读懂自己的身体，进行自我健康管理。

一个中年汉子坐在了王琦的对面。脸色青黑，但已泛着微微的血色。年前他从江苏赶来找到王琦时，虚弱得几乎不能走路。现在，已经能稳稳端起一盆水。今天，他来复诊。跟诊的学生掏出自己的智能手机放到了王琦面前，初诊的病历、药方，还有服药之后的效果，在屏幕上一页页划过。一边看，一边想，王琦开始写方。

75岁的王琦，瞧病已经离不开手机。

来找他的患者多，外地患者又占大头，初诊开了方子，复诊来回折腾，路上很受罪。

老爷子想到了手机，不仅自己存了很多病人的信息，也让学生跟患者加微信，一对一追踪病情，方子如果吃着好，就在当地抓药继续吃；非要来复诊的，也让学生提前把病情、药方、药效理清，提高看病的效率。

他常常对患有疑难杂症的病人讲："不要着急，我们会帮你想办法。"这不仅仅是一种安慰，更是中医的责任。

是看病的人，还是看人的病

中医如何被认可？王琦一直在想路子。

首先得讲疗效。"如果病都治不好，那人家肯定会说中医不行。"王琦说。在他看来，疗效就是硬道理、疗效就是话语权、疗效就是贡献度，而要实现愈人之病，不能只看病，更要看人。

"我们行医，是看病的人，还是看人的病？现在可能更多的是看人的病，丢掉了病背后的人，这是不行的。"王琦说。从人体的综合视角入手，他致力于改变中医的思维方式，采用辨体、辨病、辨证相结合的诊疗模式进行治疗，并倡导"主病主方论"，以此论述62种疑难病的诊疗。

能治好病就够了吗？王琦觉得未必，中医要被国内外认可，首先要基于临床疗效，但这只是"术"的范畴，还要上升到"道"的层面，必须形成自己原创的理论体系。

王琦仍把目光聚焦在人的身上。

在40多年的时间里，他逐步开创中医体质学，以2万多例的流行病调查数据为依据，把人的体质分为9种类型，根据不同体质的差异，进行个体化的诊疗和医学干预，并将其确立为中医理论体系中一门独立的学说，成为国家中医药管理局的重点学科、教育部批准高校自主设置的目录外二级学科。

比如，治疗过敏，若从过敏原入手，不仅种类繁多，而且难以完全控制。王琦从人的体质入手，提出"过敏体质"的概念，以此用药物来改善偏颇体质，取得了良好的效果。

体质辨识不仅能帮助医生治病，更能帮助普通人防病，进行自我健康管理。

王琦带领自己的团队，编制了评价中医体质类型的测试工具——中医体质量表，通过这个量表列出的个人健康量化标准，可以帮助人们更加准确地了解自己的体质，以及这种体质可能导致的疾病，从而改变生活方式、饮食习惯，实现自主自助式的健康管理。

"告诉老百姓，他是什么体质，他应该怎么管理身体，才能达到少生病的目的，这也是对中医治未病的一个重要贡献。"王琦说。

目前，中医体质辨识法已被纳入《国家基本公共卫生服务规范》，这是中医药首次进入国家公共卫生服务体系。

中医的理论怎样才能被国外接受？"中医要走出去，得有充分的解释力。"王琦说。为了完善学说的理论体系，王琦积极接触现代医学，与基因学专家合作，寻找基因与体质之间的互通桥梁。

"体质之间有什么差异？咱就得从基因说差异，这样西医就能接受。我们治病跟他们不同在哪？他们从病的基因入手，我们从人的基因入手。"王琦说。

王琦认为，变，是最大的不变。一次演讲，他为台下的一群基因学专家播放了两分钟的曲子《茉莉花》。"《茉莉花》原本是民间传唱的一首小调。而现在，全世界有各种版本的《茉莉花》。当《茉莉花》变成小提琴曲、钢琴曲的时候，

《茉莉花》没变，但它的表达形式变了，传播得就更广了。"
王琦说。中医也是一样，"光讲传统沉淀、历史辉煌是不行
的，中医回归经典只是第一步，经典还需要重生、延伸。我
们不应该只回顾历史，我们的责任更在于改写历史，写下新
的历史"。

如果治不好病人，我会很惭愧

行医50年，如今年过古稀，王琦仍坚持出诊。每周3
次，每次5个小时以上，最多要看30个病人。王琦背不弯、腰不
塌，为了少上厕所，喝水只是抿一下。

王琦说："给每个病人多争取点时间。尤其一些疑难杂
症，更要问得细一些。"

王琦经常遇到棘手病例。有个病人拖着个大箱子来看病，
箱子里是几床被子。他怕冷，一冷就要捂上被子。对待这样的
病人，王琦总是很谨慎："我没法当场拿出好的办法，我会跟
他说，你得让我回去想一想，我想好了再告诉你。"他常常跟
着病人一起着急，周末也待在办公室，查病历、找资料。

"看病这事，不是因为你是大师就什么病都能治得好。很
多时候我都得反思，得查文献，得看看是不是还有人比我开的方
子更好。如果治不好病人，我就会很惭愧。"王琦说。

除了尽心治病，医患间的关系更要清清白白，王琦一样
都不想马虎。

王琦说："老老实实当医生，不难，难的是治好病人。病
人那么痛苦，我再去多收人家钱，我良心上过得去吗？"

有一次，一个病人偷偷在脉枕下塞了一叠钱，被他发现

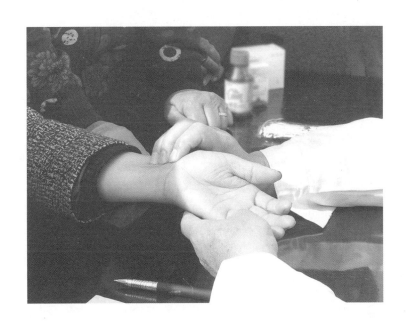

了，他让对方把钱拿回去。过了几天，病人送来一盒当地的酱菜，说是土产，不值钱，就当个心意。王琦没多想，留下了。可回家打开一看，先前的那叠钱被包好放在盒子里。再想退，人早走了。咋办？对，病历！他跟学生一起找，翻出病历，找到电话号码和地址，把钱寄了回去。

不抱善念，肯定看不好病

王琦在带学生上，没少动脑子。

每年春节后王琦都会与弟子们聚会，2018年老爷子定的主题是"真善美"。"人心向善、人心向学是王老师经常教导我们的。善是放在第一位的。"学生孙鹏程说。

王琦总是说，他首先是一名医生，其次才是一个学者。

"如果你只搞科研，那就一意求真、一心向学就足够了。但你作为一名医生，不抱善念、没有怜悯之心，就不可能真正了解病人的诉求，那你肯定看不好病。"

王琦自1980年开始带学生，先后培养出学术继承人9人，博士后14人，博士、硕士104人。

传承不光在"言传"，更在"身教"。一天5～6个小时的门诊下来，王琦感到特别疲劳。这时候有的学生犹豫再三，最后还是上前告诉老师有几个病人的方子没开。他说："你做得对，你这是医生的心肠。"

如果说医者仁心更多源自传统，那么在传承形式的探索上，王琦一直是个"潮人"。"中医不能光啃经典，不在当代与时俱进，保持勤进的状态，是不行的。"王琦说。

他的徒弟和学生们被戏称为"王家军"。每天早上"王家军"都会进行晨读，朗读背诵《黄帝内经》等中医经典著作，而他的研究团队和学生中都有外国人的身影。为什么不利用一下呢？王琦盘算：在中文晨读之后，让一名美国留学生带领大家进行英语晨读。那阵子，中国学生们知道了不少中医用语的英文表述，跟外国学生的交流也多了。

王琦对人工智能也很有兴趣。能不能在中医传承上借上一把力？中医的传承往往是一对一、手把手地教。让老中医的经验能够被复制，能够让更大范围的人学到，这就难了。人工智能是不是解开难题的一种尝试呢？王琦跟学术继承人倪诚提出了这个想法。倪诚接下了这个任务，成立了互联网传承工作室，把名老中医的临床经验传播给基层中医人员。倪诚说："现在我们在努力依托老师的临床经验，研发和完善中医人工智能诊疗系统，希望能够惠及更多基层的病人。"

金世元：中药为啥要用道地药

金世元，第二届国医大师，1926年生。

在他看来，人生如药，做人、做药都是一个道理——求真、恶假、重道德。从业近80年，他大力推崇道地药材，自己通过多年研习和实践，能够精准把握每种药材的真伪优劣。在走南闯北的过程中，他把中药版图和中药材鉴别本领印在自己脑中。有了辨药的真功夫，伪货、掺假货，都逃不出他的"火眼金睛"。

"羌活，伞形科植物，有蚕羌、条羌、大头羌，这是蚕羌。"一位年过九旬的老人向围在身边的弟子们讲解，"这是种植的，大家注意，种植的和野生的相比，形状有很大变化。"

作为货真质优、药效独特的代名词，道地药材被他大力推崇、积极倡导。

他就是国医大师金世元，被尊称为"国药泰斗"。

辨药：眼看、手摸、水试，练就辨伪真功夫

金世元房间的墙上悬挂着"和风盛世，杏林新元"八个大字，巧妙暗藏着老人的名字，也恰如其分地概括了他和中医药

的不解之缘。

"我这脑子里呀，装的全都是中药。一闭眼，各种药的鉴别特点、功效，就像放电影似的在眼前过。"年过九旬的金世元，一谈起中药，就打开了话匣子。

接受记者采访，他直接从药谈起。中药包括三大类，植物药最多，每种植物药用部位不同，有的是部分入药，有的是全草入药。以花来说，花入药的有17种，花朵入药的有4种，其他用花蕾。人们常说的西红花，入药的不是整朵花，而是花的柱头部分。

"你看下《中华人民共和国中医药法》（以下简称《中医药法》）第二十三条。"金世元竟然能一字一句地把这一条完整地背下来。他解释，道地药材是指在一特定自然条件、生态环境的地域内所产的药材，比产自其他地区的同种药材品质佳、疗效好。

"药材品质是由原产地的地理气候决定的。"金世元说。20世纪60年代，浙江的浙贝母曾被引种到北方，专门搭上棚子进行种植，但还是失败了。

某一药材究竟是不是道地药材？通过眼看、手摸、鼻闻、口尝、水试、火试等，金世元就能精准把握每种药材的真伪优劣。从《中华人民共和国药典》（以下简称《中国药典》）来说，性状是第一项，检查方法包括形、色、味。留兰香常被用来冒充薄荷，留兰香是薄荷属植物，但薄荷是叶腋生花，叶是对生的，而留兰香花长到上头，味也不对。假药难防，关键是练好辨别真伪的真功夫。

"每到一地，我都要实地观察药材生长全貌，虚心向药农学习。"金世元走遍了大江南北的中药材主产区，对道地药材的了解越来越多、越来越深。当时交通条件有限，不少地方只能靠两条腿走着去。背着水壶、干粮跋山涉水，金世元见到了药材是如何从幼苗到成材的。

一幅全国中药版图渐渐印在他的脑海中。什么样的药是好药，哪种药疗效更好，在走南闯北中，他练就了一身娴熟的中药材鉴别本领。

道地药材经过加工变成饮片，中药炮制必不可少。别看是简单切片，但也是个技术活，学问不少：质地越坚硬越要切薄，反之，质地疏松的药要切成厚片。以天南星为例，需经漂洗磨成细粉，与等量牛胆汁拌匀，待胆汁完全吸收，晒至半干后切成小块。中药炮制，去的是毒性，增的是药效，金世元称为"核心技术"。

打假：特聘为专家帮着规范各地药材市场

据金世元亲传弟子、首都医科大学的罗容介绍，在三届90位国医大师中，金世元是唯一的药师；而在药师中，他是唯一的国医大师。

当年，金世元通过北京市卫生局举办的"中医师资格考试"，拿到了中医医师资格证。他弃医从药，源于当时北京市药材公司总经理焦景成的一席话："中医缺人，中药也缺人啊！像你这样既懂医又懂药的人就更缺了。"

这份割舍，或许留下了些许遗憾，但医药兼通皆精的金世元，成就了中医药界一道独特的风景。

常年为道地药材奔波呼号的金世元，行事作风尽显道地本色。1990年，国家中医药管理局举办全国中医药知识竞赛。他的学生徐宝成当时在组委会，在填写金世元的学历一栏时，不假思索地写上了"大学"。金世元严肃地说："老师只念了几年私塾，没有学历。这样填不对。"老师的实在，让徐宝成既惊讶又感动。

求真，必然伴随着恶假。金世元对假冒伪劣药的痛恨、抨击，故事颇多，为业界津津乐道。

金世元曾发现北京市面上有两种"牛黄清心丸"、两种"苏合丸"，虽然名字相同，但成分差异很大，实际效果截然相反，误服不仅会延误病情，甚至危及生命。金世元的上报引起国家有关部委的重视，随后冒用药名的两家药厂被关停。

"种类多、剂型多，加上现在需求量大，中药的确管理难。但不符合中医药理论的、对人们身体有害的，只要我发现，就会及时抨击。"金世元说。他辨识道地药材的专长，在打假、规范中药材市场方面发挥得淋漓尽致。

20世纪80年代，全国中药材专业市场由原来的5家发展到117家。伪劣药材层出不穷、市场管理不善等问题日趋严重。全国各地药材市场展开"地毯式"检查。金世元被特聘为检查组中药鉴别专家。

要取缔一个市场，必须拿出足够的、有说服力的证据。在河北某中药材专业市场调研时，金世元在一个车前子药摊前停下了脚步，他随手抓起一把凑到鼻子前一闻，抬头对摊主说："这货有问题。"摊主不肯承认，随行的人也认为车前子价格不高，应该

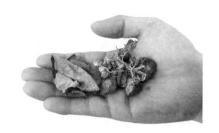

不至于造假。听罢，金世元说出了自己的理由："车前子没有香味，但这份有香味。香气闻着很熟，很可能是荆芥子掺进去了。"事后一查，果然掺假。

假药不但得一眼看出来，还得说出门道，让卖假药的心服口服。金世元的眼力和认真，令检查组成员深感敬佩，最终117个市场只保留了17个。

传承：带徒不光教知识，还教他们药道

既是第一期学生，又是第一批学术传承人，北京积水潭医院主任中药师翟胜利是金世元名副其实的大弟子。

金世元负责北京卫生学校中药专业的筹建，直到2007年，年过八旬才退休，翟胜利是他的第一届学生。1990年，原卫生部和国家中医药管理局在全国范围内遴选第一批500名老中医药专家作为传承指导老师，金世元成为唯一一个中药指导老师，翟胜利成为首批拜师弟子。

金世元说："我带徒弟，不光教他们知识，还教他们药道，作为中药人的职业道德。治病救人的事情，可不敢马虎。"

最让翟胜利难忘的就是跟随金世元实地探访，他说："从药材种植基地到中药饮片厂，从访问药材市场到上山采药，我们看到了中药制作的各个环节，真是广开眼界，大长见识。"

"淡竹叶和苦竹叶都长在南方，但用法还是有区别的。"金世元像一本活药典，信手拈来，学生们和金世元在一起，时常感觉自己对中药的了解实在太少了。金世元的课总是很生动，讲中药就像讲故事，天文地理，引经据典，他对每一个品种的来源种类、生态环境、产季、产地、采收加工，甚至产量

多少的了解，都可以准确、具体到让人吃惊的程度。

在金世元家的茶几上，有一串手指肚大毛茸茸的植物，像佛珠一样串在一起，这是止咳良药化橘红，它的道地产地是广东化州，并不常见的化橘红，变成了一种特殊的教学道具，来金家的学生、弟子都有机会仔细把玩。

耳闻不如目睹，技艺真传离不开自身的感悟。同仁堂的细料库是其经济命脉所在，绝对禁止非本库人员进入。但为了教学，为了中药人才的培养，金世元多次找公司领导商议，最终成行。首批学术传承人李京生说，当进口天然牛黄、落水沉香等珍稀药材摆在眼前时，金世元在旁一一讲解形状特征，自己通过眼看、鼻闻、手摸等强化记忆，药材的真谛就此深埋心中。

"现在道地药材正在渐渐减少，且不说加工的问题，原材料的保证至关重要。还有药材的鉴别要点，再不总结，恐怕都要失传。"金世元说。

罗容是金世元第一个也是唯一一个传承博士后。罗容说，传统的中药鉴别技术已经定型，在总结完善的基础上，要运用现代技术去挖掘提高，把老师的学术思想全面传承。

"我都90多岁了，能带的弟子有限了。你们要尽快组建个团队，把中药绝活传承下去。"金世元对孙女金艳说。

在北京市朝阳区卫生健康委员会的统筹下，包括李京生、鞠海、于保墀、金艳、罗容等在内的金世元亲传弟子，成为"北京市朝阳区中药特色技术传承工程"指导老师，13名中药师和48名中医大夫有幸成为金世元再传弟子，形成了朝阳区中药特色技术传承团队，并率先在朝阳区建立了医疗机构中药饮片质量监管团队。据不完全统计，在金世元及其亲传弟子和再传弟子开展的专业培训中，各地参培达千人次。

刘志明：中医治疗传染病的“急先锋”

刘志明，生于1925年，湖南湘潭人，第二届国医大师，首届首都国医名师，中国中医科学院广安门医院主任医师。从青衿之岁到白首之年，从师承名医到独立行医，从悬壶三湘到名扬全国，从名满杏林到桃李满园，刘志明走上了人生辉煌的顶点。他擅长治疗外感热病及内科疾病，对温病、伤寒等外感急症具有独特见解，疗效显著。

在广安门医院国医大师工作室，笔者见到一位面色红润、满头白发的老者。他身穿深蓝色的西服，上衣口袋插着两支钢笔，一件白色衬衣紧扣着风纪扣，腰板挺得笔直。从医近80年，他出门诊时在白大褂里面穿正装，看病从没有半点儿马虎。他就是国医大师刘志明。

传染病组治愈率高达90%

一端是湖南省湘潭市中心医院传染病区医生工作站，另一端是广安门医院远程会诊中心，两地医生为湘潭4名新冠肺炎重症患者远程会诊。

刘志明团队详细询问了4名患者的病情，发现患者舌苔非常厚腻且偏黄，判断新冠肺炎属于中医的湿热类型。"这种疾病非常棘手，不可妄用清热解毒，主要参考瘟疫、冬温、湿温的防治方法。"刘志明口授给患者开方施药。

广安门医院主任医师刘如秀是刘志明的女儿。2020年2月，她牵头组建了一个名为"抗新冠肺炎刘老团队公益医疗组湘潭"的微信群，与湘潭抗疫一线医务人员在线交流会诊。经过悉心调治，6名危重症患者（包括1名上了有创呼吸机的患者）全部治愈出院，无一例复发。通过远程会诊，团队还治愈了1名黑龙江新冠肺炎患者。

治疗传染病一直是刘志明的强项。15岁时，他拜当地名老中医杨香谷为师。跟随年逾六旬的杨香谷出诊，对于高热，往往两三剂药下去，病人热退身凉，非常灵验。这激发起刘志明学习温病的热情和兴趣，对他的中医生涯产生了深远的影响。

在广安门医院一楼门诊大厅，有一张中国中医研究院（现改名为中国中医科学院）建院65周年时的合影。当时年仅29岁的刘志明位列其中，也成为合影中唯一的现存者。1954年，他被点将入京，与蒲辅周、冉雪峰等多名老专家成为该院第一批医疗科研人员。他担负创建全院八大组之一"传染病组"的重任，成为中医治疗传染病的"急先锋"。一切从零做起，从制订规章制度，到自己动手制作科研设备，短短1年时间，传染病组已初步担负起中医防治传染病的职能。刘志明回忆说："当时传染病组治愈率高达90%。"

1955年，石家庄、北京爆发流行性乙型脑炎，患病人数众多，死亡率高。刘志明受命于危难之际，率领全组成员主导全国中医防治乙脑的工作，并在北京、浙江、辽宁建立起传染病医院。此后，北京地区流行小儿病毒性肺炎，刘志明和几位西医儿科专家一起开展研究，采取西医出诊断，中医出方案的策略，很快阻断了传染病的流行。

非典肆虐时，刘志明通宵写材料为中医药防治非典献策献方。中央领导点赞了他的发言，把他开出的3个处方转交国家中医药管理局，并要求"重视中医，让中医参与治疗非典"。时隔18年，刘志明笑言，也不知当年为啥有那么大的勇气！

时至今日，刘志明当年运用中医药治疗传染病，力挽狂澜的事迹还为人津津乐道、难以忘怀。

实现中西医高水平结合

"不能用安宫牛黄，病人用不起，也退不了热。"刘志明大声说。

刘志明曾接诊了一名高热昏迷的患者，患者牙关紧闭，都没法观察舌象。有医生建议用安宫牛黄丸。"首先要退热。如果24小时热不退，病人就会有性命之忧。"刘志明坚持用白虎汤，石膏用量加大到500克，汤药灌下去了，病人的热慢慢退了。刘志明不断调整处方，在病房守着病人观察病情，直到病人脱离危险。

治急诊患者、挽救危重症病人，刘志明当惯了"急先锋"。在门诊中遇到越来越多的慢性病，尽管有点不习惯，刘志明决定要当"慢郎中"。在医院老门诊楼出诊，刘志明逐渐变成了主力军，每次需要看50~60位病人，有时连卫生间都顾不上去。

治疗慢病，类风湿性关节炎最为棘手。一位31岁的外国患者长期大量使用激素，病情无好转，导致股骨头坏死，行走困难，连洗澡都需要人帮忙，丧失了劳动能力。经过多方周折，患者慕名来到医院就诊。刘志明辨证为肝肾两虚，湿热交阻，重用甘草及生地，以泻火解毒、凉血润燥，患者病情逐渐好转。当用到100剂中药时，患者完全停用了激素和其他西药。再接再厉，患者继续服用100剂中药，能够独自来中国看病，病情得到控制，恢复正常工作。最后一次来看门诊，患者用生硬的汉语告诉刘志明，他已经结婚成家，感谢医生给了他第二次生命。

一个外国人认可中医，在于中医疗效的判定有了量化指标。这打破了传统中医仅凭症状、体征进行疗效的评价的局限，为中医的有效性、科学性提供了令人信服的客观依据。在刘志明看来，中医学可将现代科学有机融入其中，以此作为望、闻、问、切的延伸，一方面弥补中医直观感觉的不足，提高中医疗效；另一方面通过对检查结果的分析，进行微观辨证，丰富中医的辨证依据和内容。

微观辨证与宏观辨证相结合，为提高中医临床疗效探出一条新路。刘志明发现，大部分慢性肾炎患者尿液浑浊，经检查红细胞、白细胞等指标偏高，这是湿热毒邪存在的微观标志。以此为依据，刘志明对此类患者不再一味温补，而是增加清热利湿的中药品种，临床疗效明显。

刘志明提倡中医与现代科技有机结合，但反对依赖设备、仪器进行诊断，单凭实验报告处方用药。中医发展应立足于中医整体观念、辨证论治的根本，将现代科学技术中可用的成果和西医的某些检测方法有选择地吸收过来，既为我所用，又避免西化。刘志明深感实现中西医高水平结合，不仅治疗效果更好，还能促进我国医学事业的进步。

在临床培养上注入中医思维

63岁的丹某被诊断为冠心病心绞痛，反复发作9年，服药只能缓解症状。刘志明采用滋肾通阳的办法，调阴阳，和气血，标本兼顾，攻补兼施，先后开了14剂中药，使频繁发作的心绞痛完全缓解，心电图恢复正常，其他疾病亦得到缓解。外出工作半年多，丹某虽有劳累也未再发病。

以冠心病的治疗为例，刘志明在临床中发现，冠心病为年老体弱者多见，发病年龄与中医学肾元始衰的时间相吻合。他提出，年老正气亏虚，其中尤以肾元匮乏为要，此为本病肇始之因。以"补肾""通阳""祛邪"三法结合治疗，并据此创制出通阳滋肾之方药。刘如秀组建科研团队，应用现代科技手段，揭示通阳滋肾方治疗冠心病的机理，并精心研制出冠心爽合剂。目前，该药已申报国家发明专利。

刘如秀是刘志明的女儿，也是他最为得意的弟子。她原先是个西医师，毕业于中南大学湘雅医学院，在中南大学湘雅医院工作14年，毅然进京随父学习，如今是广安门医院中西医结合主任医师。国医大师刘志明传承工作室成立以来，刘如秀团队系统总结了刘志明的学术思想体系，形成了"冠心病-胸痹心痛辨治""高血压病-眩晕病辨治"、心律失常等多个病种的特色诊疗方案，得到了中医药界的广泛肯定。

如今，女儿成为刘志明的首批学术继承人，让他颇感欣慰。自1978年恢复研究生制度以来，刘志明被确定为硕士研究生导师、全国首批博士研究生导师、首批博士后指导老师。1990年，刘志明又承担起第一批全国老中医药专家师带徒工作。刘志明说："我是名临床大夫。这几十年带了很多徒弟和学生，深切体会到中医学实践性很强。中医药传承要坚持早临床、多临床、反复临床，在临床技能培养上注入中医思维，发挥好中医药的独特优势和作用。"

回望从医路，刘志明因仁心，得仁术，既救疾苦，又获真知，受益终生。他希望每一个初涉杏林之人，必先修德，诚心正意，方可学仁术，而成苍生大医。

吕仁和：看病是我的职业

吕仁和，生于1934年，山西人。第三届国医大师，北京中医药大学中医内科学专业博士生导师，国家中医药管理局重点学科中医内科内分泌学科和肾病重点专科学术带头人。1956年考入北京中医学院（现北京中医药大学），成为新中国首届中医大学毕业生。1962年8月毕业后，他一直在北京中医药大学东直门医院从事临床工作至今，诠释着"学宗岐黄、医道仁和"的大师风范。

出诊近60年，87岁高龄的吕仁和坚持每周出诊两次，只是有点耳背，病人如果说话声音低了，就得由跟诊的学生充当"麦克风"。在东直门医院朝阳苑，笔者见到吕仁和时，他刚刚结束住院治疗，身体恢复得不错，用浓浓的山西口音说："我没做什么，看了一辈子病，看病是我的职业。"

一张方子解决一组问题

糖尿病是一种终身性疾病，发病率高、并发症多、病因复杂，"治愈"不易，吕仁和却与糖尿病较上了劲。

时隔多年，吕仁和清晰地记得患者刘大妈。在吕仁和的精心治疗下，刘大妈血糖指标正常了。指标一正常，她就管不住嘴，大吃大喝，胡吃海塞。她最爱吃雪糕，一连能吃5~6支。刘大妈一犯病就来找吕仁和治疗。最严重的时候，眼睛也看不到了，尿也尿不出来了，原因是她的脾气太大，与丈夫、儿媳吵架。旧的问题没解决，新的问题又出现了，吕仁和辨证施治，对证下药，一张方子解决一组问题，不停地调整中药处方，降血糖、控血压、清肝火……终于让刘大妈的血糖指标恢复正常。

能够降住纠缠刘大妈多年的"糖魔"，源于吕仁和对糖尿病的独特认识。古人将消渴分为三消：上消、中消和下消，"三消"治疗法则被写进教科书。在临床中，吕仁和发现消渴病（糖尿病的中医病名）病情纵向发展，渐趋严重。他根据《黄帝内经》的论述，将消渴病分为脾瘅、消渴、消瘅三期进行辨证诊治，有利于研究糖尿病不同阶段的证候表现、病机重点及预后，以便采取相应的干预措施。

从"三消"辨证到"三期"辨证，吕仁和为中医治疗糖尿病拓展全新思路，形成了糖尿病及其并发症分期辨证、防治"二五八"方案，"六对诊治"，糖尿病肾病"微型癥瘕"病理学说，慢性肾脏病分期辨证等学术思想和经验，帮助无数患者坚强、乐观、有尊严地对抗病魔。

拥有美好生活且活得长久，才是糖尿病患者最大的幸福。吕仁和把健康和长寿作为糖尿病治疗的两个目标，也就是"二五八"方案中的"二"。他说："对于糖尿病这样目前还无法彻底治愈的终身病，应该尽可能减轻症状、减少并发症，提高患者的生活质量，让患者活得更健康长久。"

不开"大锅饭"药

"双肾、膀胱未见异常。"72岁的黄奶奶一遍遍地读着B超报告单，她有点儿不相信自己的眼睛。

在87天之前，黄奶奶还处在崩溃的边缘，她的左肾检查发现大量积水，不及时治疗容易造成肾坏死。跑了好多家大医院，治疗方案就是戴尿袋子。她心有不甘，这怎么见人呢？在她无望之际，经人推荐找到了吕仁和。

吕仁和耐心地听完黄奶奶的诉说，好像看透了她的心思，画了肾的结构图，给她讲述了肾的工作原理。"只要残留尿不超过100毫升，就不会回流到肾，就不用戴尿袋子。"吕仁和的话驱散了黄奶奶心头的阴云。

第一次门诊给黄奶奶留下深刻的印象，吕仁和还给她在处方的背面写了三句话：不能过劳，自己不觉得累；不能着急生气；饮食适度（不太饿、不太饱）。"吕大夫不只是药疗，还有话疗，句句话说到心坎上。"黄奶奶说。

治疗1个月，B超检查只有少量积水；2个月，检查未见异常（没有积水）。黄奶奶心里有点不踏实，就做了第3次检查，真的没有积水了。从不治之症到可治之病，她感觉生活重新有了前途。"在这严寒的冬季里，是你用精湛的医术解除了我的忧虑，用真挚的关怀温暖我的心……谢谢你，我尊敬的医生。"黄奶奶写了一长段话表达对吕仁和的感激之情。

包括黄奶奶在内，吕仁和记不清给多少患者看过病。他开处方习惯一排写4味药，一般会写4排，算下来就有16味药。"用药要轻巧，方子要小一点，不能开大锅药。"吕仁和说，不同症状用不同的药，方子越开越大，结果成了大锅药。即使治好了病，也不知是哪个药起的作用。他从《伤寒杂病论》等中医经典中寻找小方子，不断地减少用药数量。如今，吕仁和的处方一排只写3味药，一般只有8~9味药。这样既能治病保证疗效，还能减少用药量，避免不良反应，减轻患者用药负担。

你看到墨迹能想到啥

"定海神针""卡脖子""一招鲜"等13个对科研求索道路的妙喻，成为社会讨论的热点。在吕仁和国医大师传承工作室，吕仁和带着弟子们举办了一场别开生面的学术讨论会。会后，每位弟子被要求提交一份正式的报告，贴上自己照片，标注上导师的名字。一位博士生说，研讨会是场学术盛宴、一次难得的提升机会，研讨报告是同门弟子同台竞争，自己不敢有丝毫的懈怠。

从事中医教育50余年，吕仁和已培养博士后3人、博士17人、硕士18人，带教学生400多人。他对学生的要求非常严格。

2021年，吕仁和与赵进喜、王世东联合招收、指导博士生。在面试时，他别出心裁地向考生展示了一张滴有墨迹的白纸，询问其："你看到墨迹能想到啥？"吕仁和喜欢引导学生用联想、推理等方法提高记忆能力，提倡学生节省时间，提高效率。"不只是注重学生品格、道德的教育，我注重培养学生的能力。"吕仁和说。

吕仁和传承了施今墨、秦伯未、祝谌予等北京名医及原北京中医学院名师的思想。在学术上，他特别强调《黄帝内经》的学习，这是来自祝谌予的影响。吕仁和回忆："祝谌予认

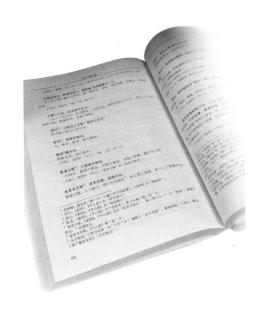

为，中医典籍浩如烟海，必须要抓住重点，重点就是《黄帝内经》。"祝谌予还带着吕仁和到施今墨家里跟师抄方。"中医要发展，第一是古为今用，突出能用；第二是洋为中用，力求好用。施今墨的教诲让我受益终生。"吕仁和说。时任卫生部中医顾问的秦伯未也在北京中医学院授课，每星期都要查房。吕仁和记得，在病房里，秦伯未最喜欢讲《黄帝内经》的阴阳平衡学说，还要求大家背诵。秦伯未的学术思想对吕仁和影响至今。

"承古求用，关键在用。学习古人的东西关键要联系现代临床，学以致用。纳新求好，关键在好。学习今人的知识是为了提高临床疗效，促进中医学术进步。"吕仁和要求青年中医熟读经典，打好中医的基石，与时俱进，不断更新知识宝库，让中医药走向世界，让中医服务更多人。

许润三：中医看病要学梅兰芳

许润三，1926年10月出生于江苏省阜宁县，第三届国医大师，著名中医妇科临床家，中日友好医院主任医师，兼任中国中医药促进会中医生殖医学专业委员会特聘专家。许润三的"润"字有"诗书典藏以润屋，饱学大度以润身，救人治病以润德"之意，正是他耕耘杏林的写照。

在中日友好医院国际部320诊室，一位鲐背老人拄着手杖每周五上午在这里出诊。他就是许润三，眼不花、耳不背、思路清晰，一周7天只休息两个半天，其他时间都在为病人看病。"看病就是我最大的长寿秘诀。身为一个医生，治病救人是最应该做的。社会还需要我，病人还需要我，我就不能离开临床。"许润三说。

一辈子搞好一个病就行

时隔多年，许润三清晰地记得他治的第一例输卵管不通的患者。家住北京市和平西桥的高某，结婚多年，一直怀不上孩子。经许润三治疗，她终于圆了当妈妈的梦。她抱着孩子来看许润三的照片，还刊登在当年的《北京日报》上，引起不小的轰动。

刚到北京中医学院时，学院师资力量不足，临床、教学任务繁重，许润三一个人承担编教材、教学和临床带教等工作。1961年，他调到东直门医院成为妇科教研室主任，将研究领域由内科转向了妇科，一干就是60多年。

1984年，许润三调入中日友好医院，担任妇科主任。30多岁的张某怀孕无望，慕名来到医院找许润三治疗。堵塞的输卵管疏通了，她挺起大肚子。张某成功怀孕的消息被《健康报》刊登后，找许润三治疗不孕症的患者更多了。

中医治疗输卵管不通，并非易事。当时中医没有输卵管阻塞的病名，也没有对应输卵管不通治疗的中医具体疗法。这让许润三伤透了脑筋，如何用中医思维去治疗现代医学概念下的疾病呢？

"我最引以为豪的，就是运用中医成功治疗输卵管阻塞性不孕症。"许润三感慨。参照西医影像学对输卵管阻塞的诊断，许润三发现这与中医学体系中"瘀血病证"极为相似。最终，通过将西医输卵管造影检查与中医经典思想及处方相结合，也就是基于中医妇科的胞宫、胞脉、胞络等概念，许润三创建性地提出，中医所说的胞脉相当于输卵管，而输卵管阻塞的病理机制则是由于瘀血内停，胞脉闭阻，使两精难以相遇而致不孕。他运用中医理论系统地论述了输卵管阻塞的病因、病机，并确定了中医病名、诊断要点和特色疗法，形成了一整套衷中参西、中主西随，行之有效的中医诊疗方案。他选用张仲景的经典名方四逆散加味组成新方"通络煎"，给药途径既有中药口服，又有中药灌肠，贯彻全身调整与局部治疗相结合，使中医治疗该病取得明显疗效。如今这一学术思想和治疗方法得到广泛推广和应用。

现代辅助生殖技术越来越成熟，许润三还在治疗不孕证。以前是输卵管不通的患者多，现在是辅助生殖技术中遇到各种新问题的患者增多，平添了治疗难度，年过九旬的许润三在临床上孜孜以求。他说："梅兰芳一辈子只演了一个角色，票房那么好。中医看病要学梅兰芳，一辈子搞好一个病就行。"

我要对她们的生命负责

"妇女很伟大。没有妇女，就没有人类，就没有社会。"这是许润三经常挂在嘴边的一句话。

为了解决妇女生育难题，许润三也是蛮拼的。1987年，他的研究成果荣获国家中医药管理局科技进步二等奖，换来无数输卵管阻塞性不孕症患者灿烂的笑脸。

治病如打仗，用药如用兵。许润三用药主张"稳、准、狠"。所谓"狠"，就是要求药味少而专，但分量大。要做到"狠"，就必须辨证准确，在此基础上才能"稳""准"。一位崩漏（功能性子宫出血）日久不愈的患者乏力、气短，许润三辨证为气虚不摄血，开出由生黄芪、当归、三七粉、瞿麦4味药组成的处方，其中生黄芪100克、当归30克。不用如此大的量，就不能益气养血治崩。吃了许润三开的药，患者终于不崩不漏，回归正常生活。

"不入虎穴，焉得虎子"，这是许润三救治患者时的口头禅。他依照病情用药，敢用猛药和毒药，只想着为患者治病，而不考虑个人得失。他曾为一位重症患者开了三生饮处方，生附子用量太大，连药店都不敢抓药，他们劝许润三说，别把患者吃坏了，毁了自己的前程。他轻描淡写地说："我属虎的，不怕虎。"在他的坚持下，患者按方服药，重获新生。一位孕妇下肢静脉曲张，许润三给患者用了活血药以改善末梢血液循环。为孕妇用活血药，是医者大忌。许润三却说："患者找到我，是对我最高的信任，我要对她们的生命负责。"

许润三的医者担当，与他当年被中医救命的经历有关。许润三18岁时染上了疥疮，全身水肿，有一次昏迷了两天两夜。走投无路之际，父母请来了当地名医崔省三为昏迷中的许润三医治。一服中药灌下，10多个小时之后许润三慢慢转醒。许润三通过中药调理，病再没犯过。正是这一次救命的经历，让许润三与中医、与启蒙老师崔省三结下了不解之缘。

治疗不孕症，面对的不只是不孕的妇女，还有渴望新生命的整个家庭，许润三将岐黄春暖送达千家万户。正是这份仁心仁德，让他赢得了患者和晚辈医生的尊重，他们会发自内心地称呼许润三为"许爷爷"。

学好中医不容易

一位47岁的患者面色苍白、头晕、乏力，尽管月经周期规律，但量多如注。B超显示子宫多发肌瘤，最大的直径约8厘米。患者惧怕手术，慕名找到许润三治疗。许润三辨证为气血虚弱，给予人参归脾汤加减治疗两个月。复诊时，患者感激地对许润三说，再到那特殊的日子，她也不用提心吊胆了。经量明显减少，血红蛋白由70g/L增加为100g/L，多发肌瘤最大直径缩小到约5厘米。经过1年的治疗，患者自然过渡到绝经，子宫肌瘤也逐渐缩小。

许润三历来以中医为重，但并不排斥西医，常常会借鉴西医的方法和一些思想指导中医临床。在许润三看来，中医辨证和西医辨病都有其不足之处，应把两者有机地结合起来。根据不同情况，他总结出"无证从病、无病从证、舍病从证"等辨识和治疗疾病的方法。对于临床无明显症状疾病的治疗，以辨西医的"病"为主，根据其发生的病因及病理变化，归属于中医相应病证，给予对应的中药治疗。

"老师的思想非常'时髦'，对于前沿的科技成果十分关注。在输卵管不通的治疗取得成功的基础上，还想着如何把现代先进技术融入临床之中，脑海中始终在思考着临床创新。"中日友好医院中医妇科主任医师王清说。许润三注重培养学生"师古不泥古"的精神，要求学生们要"勤学善悟"，既要关注中西医的现代研究，又要精勤于自身的临床实践，融会贯通，逐渐形成自己的独特诊疗体系。

许润三的学医之路，起步于学徒与攻读中医经典。1949年，许润三拜崔省三为师。崔省三处每日前来寻医问诊的病人不计其数，因此侍诊老师成了许润三的必修课。老师没有时间给自己详细讲解，这让刚刚开始学习医术的许润三十分犯难，崔省三意味深长地说："你身边有很多书籍可以学习。"就是这句话让许润三恍然大悟，他将精力放在了老师收藏的中医经典古籍上，每晚休息时间借着微弱的烛光背诵中医经典。诵读经典和临床侍诊使许润三充分领悟到，老师的真传就藏在他出诊的过程中。

回望学医从医路，许润三总结，经典阅读后需要时间去反复临床实践，临床不足再回头读书，与同行交流，回到临床验证，这种循环渐进、学用反复循环才是最切实有效的方法。成为一名好中医，需要经过反复打磨。许润三感叹："学好中医不容易！"

柴嵩岩：我要给中医争气

柴嵩岩，女，1929年10月出生。第三届国医大师、全国名老中医、中国中医科学院学部委员、北京中医医院妇科主任医师。行医70年，被誉为"送子观音""子孙奶奶""杏林凤凰"，荣获"全国中医药杰出贡献奖"、2020年"最美医生"称号，第十七届宋庆龄樟树奖。她擅长治女性闭经、不孕症、妊娠病及女童小儿性早熟等疑难病症，形成了独具特色的"柴嵩岩学术体系"，惠及患者近百万人次。

从1957年毕业至今，柴嵩岩一直从事临床一线工作。她诊脉总是用左手，因为左手触觉敏感，能更好地把握病情。因为长期用左手诊脉，她的肩背部有严重的变形，每次出诊都忍受着肩背的疼痛。她却说："帮一个是一个，那是帮助一个家庭。治病救人是爱的事业，是善的事业，我期望让更多的人救更多的人。"

在西医生理基础上，运用好中医理念

当啷一声，一把镊子被扔到手术室的地面上。递镊子的柴嵩岩吓呆了，她被喝令停止参与手术。柴嵩岩当时20岁出头，跟随北京大学医学院吴阶平教授和李家忠教授做手术。在紧张慌忙中，她的隔离衣前襟蹭了污染区。吴阶平脸色变了，李家忠更不客气，直接让她贴墙根站着。后来，吴阶平说情，罚站10分钟后，她加了件手术服才再上台。柴嵩岩永远记得这件"丢人"事，她立志要做一名像老师那样严于律己、有担当的医生，把患者的安全健康放在首位。

柴嵩岩跟师学习西医，源于1952年国家倡导中医学习西医。北京大学医学院面向全国招收一批中学西五年制本科生。拿到新中国第一批中医医师资格证的柴嵩岩，幸运地被录取，吴阶平成为她的班主任。柴嵩岩是新中国唯一一批由国家培养的中医学习西医本科生。通过5年的学习，子宫、垂体、卵泡等生理学和病理学的知识，让柴嵩岩的中医妇科知识更加清晰，让中医思维更有指导性。柴嵩岩说："在治疗女性内分泌疾病方面，学习西医知识、运用现代科技，中医妇科会扩大体系视野，更好地展现中医妇科学的优势。"

卵巢早衰、多囊卵巢综合征、子宫内膜异位症被称为世界性医学难题。特别是近些年来，越来越多的卵巢早衰导致的不孕症患者慕名求医。卵巢早衰被医学界认为几乎不能逆转，经柴嵩岩妙手治疗，30%左右的患者卵巢功能得到一定程度的恢复，5%左右的患者成功怀孕生子，创造了中医药学的奇迹，也令西方医学叹为观止。不少国外患者慕名来治疗。她们治愈回国后，当地医生赞叹说："中医好像在云彩里，摸不到呵。"

柴嵩岩的诀窍在于中西医融会贯通，在西医生理基础上，运用好中医理念。一位患者被西医诊断为不孕症。在她绝望之际，柴嵩岩为她边把脉边说："尽管你的脉细滑无力，但还是有希望的，河没干，还没露底。河里养不了鱼，原因在于血亏闭经，用扶的办法来充实，培植好根，还是有生命力的。"果不出所料，在柴嵩岩的精心调理下，患者终于怀孕了。她和老公商定，给孩子起名叫松泽，意为受柴嵩岩的恩泽。柴奶奶是全家的恩人。

在70年从医经验的基础上，针对与女性月经和生殖生理密切相关的三大要素——血海、胞宫、胎元，柴嵩岩提出了包含"水库论""土地论""种子论"的"妇人三论"学术思想，并以此作为女性不孕症治疗遣方用药的依据，为众多几乎绝望的家庭带来新生命。

只要有一线希望，我愿尽我所能去帮助她

柴嵩岩有很多已泛黄的病案本，上面密密麻麻地记录着她从医以来遇到的典型或疑难病例。

"只要有一线希望，我愿尽我所能去帮助她。"柴嵩岩说。20世纪60年代，她接诊了已经生了4个无脑儿的李女士。患者第五次怀孕，许多医院建议她做人工流产，但是她不肯。李女士生第一胎时羊水达到2万毫升，而一般临床上超过2500毫升就属于羊水过多。这把柴嵩岩给难倒了。她向内科老大夫卢冶忱请教，卢冶忱提醒她查查古书，也许里面会有这样的案例。柴嵩岩翻阅大量古籍，终于发现茯苓皮专治胎水。于是她在给患者开的方子中，加入茯苓皮来健脾保胎、祛胎水。在柴嵩岩的调理下，病人怀孕第六个月的时候，柴嵩岩终于摸到胎头了。"柴大夫，我生了，是个健康的女孩！"柴嵩岩接到了患者报喜的电话。

这个病例对柴嵩岩最大的启发是舌象的重要性。她说："那个患者的舌头就像一个牛腰子一样，又厚又肥又亮，一点

苔都没有，嘴里齿痕起码有1厘米深。"

舌象不仅成为柴嵩岩诊断疾病的重要依据，也成为她诊病的特色之一。一位患者怀孕两个月后，突遇偶然事件后气恼大怒，随即乳房迅速涨大，周径48厘米，还出现纵裂，辗转难忍，被诊断为妊娠合并巨乳症。然而，患者正值孕期，生育保胎是当前要务，不宜手术。柴嵩岩与众专家探讨均无良策。她端详患者舌苔良久，舌苔白、光润，而舌根中心处有一个微小剥脱。这一个小细节给她启发，与曾经治疗的闭经案例舌象相似。于是她推断，患者巨乳症与妊娠后激素分泌过盛有关，治疗可以从疏肝解郁、清下焦火着手。服药后仅数日，患者乳房缩小，再服数剂，乳房明显缩小。一年后随访，患者足月顺产一名男婴。

临床中的一个个病例给了柴嵩岩启发，让她认识到舌象的重要性。她在四诊中尤重舌诊，强调辨舌诊病、辨舌用药。从20世纪80年代开始收集舌象，她每次出诊都带着相机，与学生共同收集妇科疾病舌象3000份，如多囊卵巢综合征、卵巢早衰、子宫内膜异位、妊娠病等常见疾病及其他疑难病症。在柴嵩岩看来，"中医学是一门临床应用学科，提高只有经过理论与实践的循环反复，没有捷径"。

要做一个好医生，最重要的是先学会做人

柴嵩岩的卧室也是她的书房，一走进门满满当当，书柜就几乎占了整整一面墙。她的书桌上堆着医案，床头放着最近在看的医书，发黄的书页被翻破了，补了再补。

"这辈子舍不得时间，没看过一部电视剧，有时走路都在

想工作。我把毕生经验集结成册，希望能为人类医学进步做点什么。"柴嵩岩说，100余万字的《柴嵩岩中医妇科精粹丛书》（全套十册）出版，开创了现代中医妇科临床理论先河，在海内外产生了深远影响。

"一个好医生要甘于寂寞，但不能甘于平庸。"柴嵩岩致力于攻克疑难杂症，勇于攀登医学高峰。她常对弟子们感叹，现代疾病谱变化了，妇科疾病越来越难治，有时四五十个病人全是疑难杂症。卵巢早衰的患者最小的有16岁的，却有着相当于70~80岁老人的卵巢；35岁的女性十几年没来例假。她碰上复杂难治的疾病，总把压力当成挑战，用压力促进学习，为中医妇科事业的发展穷尽了心血。

20世纪90年代以后，柴嵩岩开始带徒。俗话说，"教会徒弟，饿死师父"。有人好奇地问柴嵩岩："您带徒弟，有没有保留？"柴嵩岩表示："我不保留。我用5年时间悟出的道理，花5分钟告诉他们，他们这辈子就等于多赢得了5年！"她不仅在医道上授业解惑，还常常教导学生："要做一个好医生，最重要的是先学会做人。"

柴嵩岩门诊时间是8点，常常7点多就到，提早来是为了给一些经济困难的患者看病，同时也不影响挂了号的病人。她一号难求却几十年不加诊费，还经常为患者免费诊疗。她解释道："妇科疾病疗程相对比较长，女同胞都不容易，得了病还有经济压力。"有一对外地来的姐妹同时得了卵巢早衰，柴嵩岩让她们只挂了1个号，治愈后，姐妹俩都抱着孩子来感谢她。

退休至今，柴嵩岩仍然坚持一周四诊不辍。她说："我对中医的感情和责任，随着年龄增大而越来越强烈。我要给中医争气！"

周超凡：超凡人生超凡意

在中国中医科学院中医基础理论研究所主办的"周超凡学术传承大会"上，周超凡招收了21名传承弟子。周超凡不遗余力地广收弟子，培养后辈。他说："人的一生很短，我一辈子做一件事也没有完成，这一代人没有完成，希望后起之秀敢于担责，勇于超越。"

85岁的周超凡仍然把大部分精力倾注在中医药学术传承上。周超凡认为，搞药的人要懂中医临床，才能有感性知识；搞临床的中医大夫，也要吸取现代药理研究的成果，才能与时俱进。

搞清药物药理，不能只研究动物

周超凡出生在传承五代的中医世家，与中医的缘分与生俱来。

父亲生平最大的愿望就是希望周超凡将来可以继承衣钵，践行中医事业。高中班主任老师强烈建议他攻读理工科，成为国家需要的人才。周超凡把《中国青年》杂志中的4家中医院校成立和鼓励有志青年投身中医药事业的文章拿给班主任老师，说："这是我父亲的毕生心愿，他这一代人没有完成，我想继续去完成。"老师觉得有些惋惜，最终支持了他的决定。

1963年，周超凡从上海中医学院（现上海中医药大学）毕业，被王筠默先生推荐分配到中国中医研究院（现中国中医科学院）中药研究所工作，开始全身心投入中药科研工作。

周超凡刚刚进入工作岗位时，以为很快就能实现父亲的愿望。但在实验室里工作了两三年后，却陷入迷茫。小鼠口服葛根制剂有避孕作用，在人身上就失灵了；人吃了巴豆拉肚子可以减肥，老鼠吃了却增肥……很多类似的例子。周超凡认识到，在动物身上做研究，种属不同，只能作为临床参考。于是，带着困惑的他去广安门医院跟师学习。经历了3年临床工作，再回到科研岗位的他，终于认识到临床和实验相结合的重要性。

1965年，周超凡被派往山西省稷山县为当地百姓看病。"不光给人看病，还给动物看病。"周超凡回忆起这段难忘的经历。山西省万荣县配种的马出现了心脏病。不知马的心脏在什么部位，更估量不清马的体重有多重，周超凡边问边学，开出炙甘草汤，研成粉灌服，马竟然痊愈了。

一年后，周超凡从山西返京后，接着就被派往武汉，为当地部队的西医讲授中医课。一位残疾人深夜出现难产，来不及送往大医院了，从来没看过妇产科的周超凡担起重任。详细了解病情后，周超凡开出中药方。药到病除，产妇顺利生产，母子平安。

结束了11个月的军旅生活，周超凡被派往江西省上饶市德兴县（现德兴市），接受工人教育。他为当地农民治疗感冒时，被飘香的山蜡梅所吸引。当地丰富的中药资源引起周超凡的极大兴趣，他开始收集中药标本。离开江西回京时，周超凡收集了100多种中药标本。

周超凡感叹：搞清药物药理，不能只研究动物，更不能原样照搬。治病救人要回到人身上来！

成分分析固然重要，但不能唯成分论

下过乡，采过药，还做过中药标本，周超凡成为中药所参加国家药典编写的不二人选。经过4年多的努力，他参编的《全国中草药汇编》荣获全国科学大会奖。

对于中药药理而言，成分分析固然重要，但不能唯成分论。周超凡说："譬如甘草，自古就有'十方九甘草'的说法，甘草中含有70多种化学成分，在不同的方子、配伍、用量下，就会发挥不同的药效，或补、或和、或缓，甚至还有解毒的功效，用途很广。如果撇开临床，单纯分析成分，就背离了传统中医理论。"

连续30年，周超凡参与了前后6个版次的《中国药典》的编写和修订工作，很多修订意见最终被采纳。如基于化学成分不稳定及卫生等问题，取消了对粪便类中药的收录。他很严谨，不主张"一刀切"，认为对粪便类药物盲目草率地一概废除的观点或做法欠妥，尤其对五灵脂（活血化瘀药）这类临床常用而有效的药物，应该在加强临床研究和基础研究的前提下，加以科学利用。

"再举一个朱砂的例子。"周超凡朗声诵道，"矿物颜料性稳定，永不褪色红艳艳。朱砂本是硫化汞，利弊得失须区分。"朱砂是传统的重镇安神药，原先药典中收录的含朱砂的成方制剂达45个之多。朱砂中含汞，一些含朱砂的中成药因重金属含量超标在出口时遇到外方抵制。周超凡给出了减量的建议。1995年版《中国药典》中，将朱砂用量由原来的0.3~1.5 克减为0.1~0.5 克；在2000年版《中国药典》中，用法增加了"不宜入煎剂"，注意事项加上"不宜大量服用，也不宜少量久服，孕妇及肝肾功能不全者禁用"。

在临床上，周超凡注重现代研究成果。20世纪80年代，他就运用中医传统治法结合现代研究成果，治愈了徐向前元帅的原发性血管性头痛。徐帅40多年来头痛反复发作，脑电图、脑血流图、头部多普勒、头颅CT均未见异常，后来又出现了心律失常。周超凡经过望、闻、问、切四诊辨证，辨为风痰头痛，并推测此前服用的"复方羊角冲剂"中"乌头"含有的乌头碱引起了心律失常，从而加重了病情。他当机立断，一方面建议立即停服该药，一方面辨证与辨病相结合，采用"疏风化痰"法，开出芎辛汤合半夏白术天麻汤。服用7剂后，徐帅的头痛便消失了。后随证用药巩固疗效，徐帅的头痛痼疾再也没有发作过。

徐向前为表感激之情，写给周超凡八个字——"发扬古意，融会新知"，现存放在中医基础理论研究所所史馆。这正是他追求中医药事业的真实写照和总结。

中医理论的创新与突破，就是治疗观念的转变

"中医理论的创新与突破，就是治疗观念的转变，即治则的转变。这充分说明治则是治病的关键所在，中医从医者必须认真学习，熟练掌握。"周超凡说，"因为'治则'是通用的，药物知识也是通用的，然后就是结合各自的临床实践活学

活用了。"

1985年，他被调到中国中医科学院基础理论研究所工作，专门从事医理研究。此后6年间，他天天加班、全年无休，全身心扑在中医基础理论研究上。"那6年里，我把从有文字记载以来的历代医书3000多部，从汉朝到清朝的，都翻了一遍。"他说，"遴选是个艰难的过程！我从中挑选出有价值的书籍300多部，都是有关'治则'的一些版本不错的书籍。从而慢慢将中医治学系统地整理了出来。"

"那时我们住在东直门中国中医科学院大院内，光靠上班时间是不够的。那时下了班，电梯就关了。我晚上和节假日去加班，那是没有电梯的，得爬楼梯；加完班，再走楼梯下来。就这样坚持了6年。"令人高兴的是，他有关治则学的著作，已经加印了5次。

周超凡深耕23年，通过对治则治法理论的整理与系统研究，发表了10余篇高水平的学术论文，出版了4部中医专著，初步完成了中医治则治法体系的框架构建，开辟了一条实验、理论与临床相结合的研究路径，彰显了中医治则治法理论的实践价值。

周超凡退休后，仍然心系中医，先后进行了28次专题讲座。在认真听了1年的诗歌修辞广播节目后，他主编的科普图书《精彩诗图话中药》《精彩诗图话方剂》相继问世。他通过多种方式，以中医药文化传播为己任，不断奋马扬鞭。

回望60年从医路，周超凡说："我只有一个身份——中医人。我一辈子干一件事——坚持探索与研究中医临床和实验相结合的道路。"

中医种子怎样播进娃娃心里

中医药进课堂，就是要培养孩子们对中华优秀传统文化的亲近感和认同感，补齐中医药知识缺失的短板，使其借助古老的东方智慧，擦亮中医药这张"中国名片"。

"《红楼梦》里的林黛玉弱不禁风、面色苍白，你认为她哪个脏器可能出了问题？"这是浙江省五年级教材《中医药与健康》中的一道思考题。2017年，浙江推出全国首套小学中医药教材，引起了孩子们的浓厚兴趣。

中医药进课堂，并非为了培养"小郎中"，而是为了让孩子们从小培养健康的生活方式。课程内容不是中医的"汤头歌"，也不是望、闻、问、切的技法，而是中医药健康知识。很多小孩子爱吃肉，晚餐荤菜吃得多、吃得太饱，吃完饭就写作业，甚至还要吃夜宵。从中医的角度来说，"胃不和则卧不安"，食物积滞在胃肠中，引起胃气上逆，扰乱心神，造成心胃不和，卧不安稳。现代医学研究证实，在失眠病人中，有近一半与吃得不合适有关。中医强调顺应自然、形神共养，调饮食、慎起居、适寒温、和喜怒，从而达到保养身体、减少疾病、增进健康的目的。中医药进课堂，就是要把中华文化中的养生智慧传授给孩子们，使其从小确立健康理念，选择健康生活方式，筑起防控慢性病的屏障。

　　近年来，灌输式教育方式备受诟病。学生死记硬背，应付考试，不仅不利于中华优秀传统文化的传承，还可能适得其反。中医药进课堂，可以激发学生对中医药这一伟大宝库的兴趣，提升对中华优秀传统文化的自信心。上海中学生段沛妍凭借"地黄抗糖尿病有效成分的作用初探"这一项目，荣获第六十三届英特尔国际科学与工程大奖赛一等奖。她的参赛项目与中医药密切相关，灵感源于患糖尿病的爷爷泡茶用的地黄。中医药进课堂，就是要把兴趣的种子埋在孩子们心中。在阳光雨露的滋润下，这颗种子迟早会生根发芽，早播种，早收获。

　　"看我抓一把中药，服下一帖骄傲……"流行歌曲《本草纲目》唱出了中医文化自信。中国外文局发布的《中国国家形象全球调查报告2015》显示，中医是最能代表中国文化的元素，排在第一位。但是，如今还有不少中国人盲目崇拜西医，厚"西"薄"中"，忘记了中医这笔老祖宗留下的珍贵遗产，

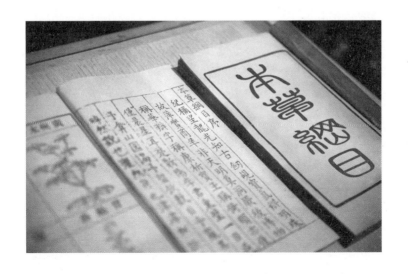

甚至一味反对中医。如果一个人在中小学教育阶段就开始接触中医文化，肯定不会盲目排斥中医。北京零点市场调查有限公司发布的《中医药民众认知度调查报告》显示，"在被访的17岁以下年龄段人群中，首选中医为治疗手段的比例仅为17.5%"，说明我国青少年人群对中医药的关注、认知与接受程度相对较低。中医药知识在基础教育阶段出现断层，青少年缺乏对中医药最起码的感性认识和理性认知。这种先天不足，严重影响了中医药人才队伍的培养。如果青少年时期没有机会接触到中医药的理念与独特的认知方法，错过了最佳学习年龄，等到思维方式趋于定型的大学阶段，他们很难建立起中医思维，这种弊端在中医药院校教育中逐步显现。

习近平总书记指出，中医药学包含着中华民族几千年的健康养生理念及其实践经验，是中华文明的一个瑰宝，凝聚着中国人民和中华民族的博大智慧。《中医药发展战略规划纲要（2016—2030年）》提出普及中医药，中医药进校园、进社区、进乡村、进家庭，将中医药基础知识纳入中小学课程。愿全社会用好中医药这把"钥匙"，夯实传统文化的沃土，让中医文化薪火相传。

"西学中"为啥不是开倒车

西医学中医，不是学中医一方一药的招式套路，而是学中医辨证施治的临床思维，融合中西医优势，为全球健康提供"中国处方"。

2017年7月，国务院办公厅《关于深化医教协同进一步推进医学教育改革与发展的意见》（以下简称《意见》）（2020年11月26日教育部、国家卫健委、国家中医药管理局《关于深化医教协同进一步推动中医药教育改革与高质量发展的实施意见》发布，以最新政策为主）提出，建立完善西医学习中医制度，鼓励临床医学专业毕业生攻读中医专业学位，鼓励西医离职学习中医。对此，有人质疑：先进的西医为何学落后的中医？"西学中"不是开倒车吗？

其实，西医学中医始于20世纪50年代。我国第一位诺贝尔生理学或医学奖获得者屠呦呦、中国科学院院士陈可冀和中国工程院院士李连达等都是"西学中"的典范。近年来，我们一直提倡"西学中"，但多是号召和鼓励，此次国办《意见》明确了西学中要形成制度。

中西医是两种异质医学，各有所长，各有所短。生活中，不少人被西医判了"死刑"，抱着一线生机，经中医治疗起死回生。随着时代的发展，西医遇到很多无法解决的难题。例如，以对抗治疗为主的医学模式并不能遏制慢性病发展趋势。中医药是中国优秀传统文化的杰出代表，具有独特的、不可取代的优势。早在2000多年前，《黄帝内经》就提出"治未病"思想，未病先防、既病防变，这是解决慢性非传染性疾病的治本之策。如今，"中国处方"正在被欧美等发达国家学习借鉴，中医药已经传播到全球183个国家和地区。作为中国人，更应继承和发扬这笔珍贵的医学遗产。

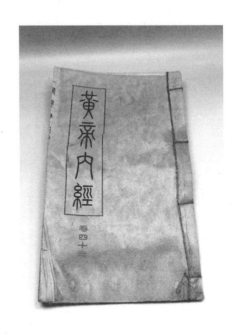

很多人不理解，为什么是西医学中医，而不是中医学西医？因为，在现行的医学体系和教育模式下，中医必须掌握西医知识，西医却不必掌握中医知识，结果导致众多西医走上临床后，除了一些中成药名称之外，对中医知识的了解是一片空白。据统计，临床上70%的中成药是西医师开的，但不少西医师并不懂中药药性。西医学点儿中医，至少可以不犯常识性的错误，病人也不会吃错药。"西学中"的必要性还在于，中医药是一个伟大的宝库，但只凭中医还是有宝挖不出，需要插上现代科技的翅膀。毛泽东同志曾指出："中医的经验，需要有西医参加整理，单靠中医本身是很难整理的啊！""西学中"是用西方现代医学的方法整理、挖掘中医药学这个宝库。屠呦呦获诺奖就是很好的例证。国医大师吴咸中被誉为"中西医结合的擎旗人"，他说，如果不是中西医结合，他可能就只是一个普通的外科大夫。在传统医学和现代医学互学互鉴的今天，鼓励"西学中"，汇聚中西医之长于一身，可以更好地应对人类健康新挑战。

西医学中医，最忌讳固执己见，用西医的思维方式评价中医，用西医的标准和术语改造中医，这样的结果适得其反，甚至会扼杀中医。西医学中医，"归零"心态最重要，不是学中医一方一药的招式套路，而是学中医辨证施治的临床思维，融合中西医优势，实现中医宏观整体与西医微观局部相结合，共同促进未来医学的发展。

西医学中医不是开倒车，而是搭上了中西医结合的顺风车。让更多的西医学习中医，必将壮大中医队伍，放大中医优势，为全球健康提供"中国处方"。

民间中医为啥会背黑锅

长期以来，民间中医一直处于尴尬境地，很容易被当成江湖骗子遭到"诛杀"。整治中医骗子乱象，必须正本清源，给民间中医留一条生路，满足百姓求医问药的需求。

一段时间以来，一个号称"中医药专家刘洪滨"的人在全国各大电视节目中频频亮相，为不同的虚假医药广告代言，堪称"中国最忙的表演艺术家"。国家中医药管理局回应，此人不具有中医医师资格，未在中医医疗机构任职，也不是电视节目所宣称的"苗医传人"。

从张悟本到刘洪滨，老百姓为何轻信"专家"？一个不可忽视的原因在于国民健康素养偏低。据国家中医药管理局有关调查，我国具备中医养生保健素养的居民不到10%，人们不了解中医药的基本常识，无法分辨真假，这就为"神医""神药"提供了生存的"沃土"。同时，有关部门监管不力，也给假中医留下了生存空间。刘洪滨等人打着中医药专家的旗号，到处招摇撞骗，在公众心中形成了"中医或多或少是骗子"的印象。尽管这些人和中医没有半毛钱关系，黑锅却要中医来背。如果放任这些"杂草"在中医百花园中野蛮生长，必将给中医药造成严重的负面影响。

刘洪滨事件曝光后，相关部门联手整治虚假医药广告。但是，老百姓对中医药仍有热切渴求，有关部门不应一查了之，而要堵疏结合。对于在电视上坑蒙拐骗的江湖骗子，必须坚决查处；而对于确有一技之长的民间中医，则要给予支持。1998年《中华人民共和国执业医师法》（以下简称《执业医师法》）颁布后，民间中医跨不过医师资格考试的高门槛，不能继续从事执业活动，无证行医就成了"黑中医"，成为被打击、被取缔的对象。结果，很多确有专长的民间中医陷入执业窘境。

所幸的是，2017年7月1日实施的《中医药法》第十五条规定："以师承方式学习中医或者经多年实践、医术确有专长的人员，由至少两名中医医师推荐，经省、自治区、直辖市人民政府中医药主管部门组织实践技能和效果考核合格后，即可取得中医医师资格。"《中医药法》取消了笔试内容，缩短了时间跨度，降低了执业门槛，为民间中医带来了希望。2017年6月20日，国务院法制办就《中医诊所备案管理暂行办法》和《中医医术确有专长人员医师资格考核注册管理暂行办法》公开征求意见。此举将有利于释放民间中医的活力，让他们冲出"重围"，迎来一个崭新的执业春天。

民间中医转正，尽管有法可依，但配套政策仍需跟上，确保民间中医转正落到实处，真正解决他们合法执业的难题，保留好中医在民间的火种。"正气存内，邪不可干"，整治中医骗子乱象，既要清除杂草，又要培育好苗，中医药的百花园才能争奇斗艳。

谁把国医大师当"招牌"

中医药是中华民族的国粹，把祖先留下的宝贵财富继承好、发展好、利用好，离不开知名老中医的无私奉献，更离不开国医大师的率先垂范。

"请问拜师国医大师有什么要求吗？"

"没有要求，只要是从事中医、针灸工作的就可以。"

"拜师国医大师需要交费吗？"

"是的，要交纳4.5万元的拜师费。"

"交了钱就可以成为国医大师的弟子了？"

"对，会发正式的证书。"

这是网上的一段微信对话。国医大师收徒没有门槛，交钱就行，听起来着实令人惊诧。尽管这只是个别现象，但如果任其野蛮生长，国医大师就会沦为少数人牟取不当利益的招牌。

国医大师是政府给予少数知名老中医的荣誉，也是整个中医药行业的骄傲。从2009年到2020年，我国先后评选三届共90名国医大师。政府专门建立了国医大师工作室，总结国医大师的临床经验和学术思想，并配备了有潜力的传承人，以便让国医大师的独特经验和技能得到继承推广。应该说，国医大师提振了中医界的"精气神"，行业引领作用不可低估。

发展中医药，人才是根本。近年来，我国中医药人才青黄不接，出现了传承危机。据统计，20多位国医大师已经故去。随着老一代中医纷纷离世，培养一批中医药拔尖人才迫在眉睫，国医大师理应担当起这一重任，使中医药人才薪火相传。

俗话说："师父引进门，修行在个人。"有人不在钻研医术上下功夫，而是投机取巧，靠花钱买个国医大师弟子的头衔，装点门面。这样的做法，既传承不了国医大师的医术，又不能为患者解除病痛，徒有虚名。遇到此类假冒伪劣"弟子"，人们只会把账算到中医的头上，可谓"一颗老鼠屎坏掉一锅汤"。如此花钱买证，有损国医大师的金字招牌，最终会殃及整个中医行业的发展。

针对这一现象，国家中医药管理局出台规定，任何机构、社会组织或个人不得利用国医大师、全国名中医荣誉称号进行不当炒作或进行不当商业牟利。国医大师、全国名中医因不当行为对行业或社会造成严重不良影响，并经省级中医药主管部门进行诫勉警示、责令整改后仍不改正的，将撤销其国医大师、全国名中医荣誉称号，并收回奖章、荣誉证书，停止享受有关待遇。

留住中医药的火种，使其延续至今，历代名老中医功不可没。习近平总书记强调："中医药学是中国古代科学的瑰宝，也是打开中华文明宝库的钥匙。"党的十八大以来，中医药振兴发展迎来了天时地利人和的历史性机遇。当前，我国中医药资源总量仍然不足，中医药服务领域出现萎缩现象，基层中医药服务能力薄弱，发展规模和水平还不能满足人民群众的健康需求。国医大师是耀眼的桂冠，更是沉甸甸的责任。

如何留住民族医药的根

传承发展少数民族医药，增强的是对中华文化的认同感，筑牢的是中华民族的共同意识，将为人类健康贡献满园春色。

在2018年11月举行的保护非物质文化遗产政府间委员会第十三届常会上，我国申报的"藏医药浴法——中国藏族有关生命健康和疾病防治的知识和实践"被列入联合国教科文组织人类非物质文化遗产代表作名录。

藏医药浴法，藏语称"泷沐"，通过沐浴天然温泉或药物煮熬的水汁或蒸汽，调节身心平衡，防治疾病，保障健康。藏医药浴法可分为两类：一类是以矿物质的主要种类划分的"五类温泉"浴法，一类是以五种植物药材为基本方的"五味甘露"浴法。藏医药浴法被列入人类非物质文化遗产代表作名录，有助于提升其可见度，推动传承发展，让这一宝贵的传统知识和实践惠及更多民众。

藏医药是中华民族医学宝库中的一颗璀璨明珠。藏浴成功申遗，也让人们关注的目光聚焦到少数民族医药。我国少数民族众多，形成了多种多样的民族医药。除了藏族、蒙古族、维吾尔族、傣族等民族医药外，更多的是一些鲜为人知，却为本民族的繁衍、发展做出过突出贡献的民族医药。这是一笔宝贵的财富，是各民族人民实践与智慧的结晶，亟待挖掘其中的精华，为人类健康造福。

近年来，少数民族医药传承发展取得了长足进步。我国55个少数民族中有35个民族发掘整理了本民族医学资料，藏族、蒙古族、维吾尔族等共15个民族设有本民族医药医院，7种少数民族医药专业被纳入国家医师资格考试。2017年版国家医保药品目录增加43个少数民族药品种，全国少数民族医院约300所。国家中医药管理局等13部委联合发布《关于加强新时代少数民族医药工作的若干意见》，少数民族医药发展工作进入新时期。

不可否认，少数民族医药发展不充分、不协调的问题还很突出，面临的首要难题是人才匮乏。民族医药以口传身授为主，强调个体经验的积累和体验型的学习方式。目前，受传承人老龄化、潜在传承人数量锐减、传承人受教育程度低等因素的影响，民族医药的传承大大受限，本来已经稀有的人才濒临严重的断层危机。以畲族为例，只有自己的语言而没有文字，缺少关于畲族医药的文字资料记载，仅存的畲医文献只是以图画或汉语注音形式保存的，医疗器具留存极少，更增加了传承的难度。同时，少数民族医药面临执业资格与职称晋升难题。有些人员是祖传世家，这些人没有医药学学历，又没有评定专业技术职称，而且年龄偏大。按现行规定，不能通过认定的途径获得执业医师资格，只能参加中医类执业医师资格考试。如不及时挖掘、整理和研究，随着时间的推移，这些传统民族医学将不可见。抢救濒危民族医药，是与时间赛跑，刻不容缓。

药材资源流失让少数民族医药变得"不可见"。随着社会的发展，不少生物物种正濒临灭绝。以黎医为例，秘方中有一些独特的药材日益稀少，如果不保护好，药材灭绝了，就算有再好的秘方也没有任何意义。好的药方需要道地药材才能发挥独特功效。

藏医药浴法被列入人类非遗名录，还有部分被列入国家非遗名录。但无论是列入省级、国家级，还是世界级名录，这并不代表有了"免死金牌"，只是提高该遗产项目的存续力。云南白药、排毒养颜胶囊是彝族药的代表，彝族医药被外国学者赞誉为"世界上具盛名的医种"，但青黄不接、濒临灭亡的状态还没有得到根本好转。为避免民族医药自生自灭，亟须加大扶持和保护的力度，出台系统的政策保障机制。少数民族医药不能当遗产，如今已经被纳入法治保护渠道。2017年7月1日实施的《中医药法》规定：国家采取措施，加大对少数民族医药传承创新、应用发展和人才培养的扶持力度，加强少数民族医疗机构和医师队伍建设，促进和规范少数民族医药事业发展。希望各地能把《中医药法》保护措施落到实处。

一花独放不是春，百花齐放春满园。少数民族医药是我国医药卫生事业的重要组成部分，也是打开中华文明宝库的钥匙之一。传承发展少数民族医药，让其"把根留住"，增强的是对中华文化的认同感，筑牢的是中华民族的共同意识。少数民族医药薪火相传，生生不息，将为人类健康贡献满园春色。

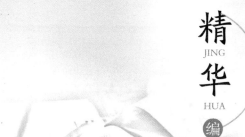

精华编

JING

HUA

编

中医药界有一句话：离开中医理论的指导，中药就不是中药了。中成药是传统医学留下来的瑰宝，是中国人几千年积累下来的创新成果。 一定要用好中成药，规范处方管理，从源头确保合理用药落到实处，切实把中医药这一祖先留给我们的宝贵财富继承好、发展好、利用好。

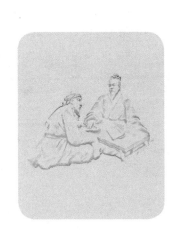

中医为何遭遇"无药"窘境

中药材种植带有很大盲目性，同时受季节和生产周期长等的限制，市场反应迟缓，使药材生产与市场需求脱节，造成价格大起大落。

野生中药遭遇"竭泽而渔"。道地野生中药材正面临严重的资源短缺甚至枯竭。中医药的发展，面临着"无药可用"的尴尬局面。

中药材正处于10年来最快、最猛的涨价时期

中药材太子参本是治疗小儿发热的寻常药，这几年价格像翻筋斗云。2006—2007年间，太子参每千克不超过20元，2009年不超过100元，2010年就涨到了370～380元，2011年近500元。中国中药协会中药材信息中心所监测的537个常用的大宗药材品种中，太子参（宣州统）的价格同比涨幅最大，为438%。

中药材价格上涨，中药饮片的价格也相应水涨船高。以前开一剂中药6～7元，现在20元以下的药方基本开不出来。三剂感冒药的价格近160元。

从安徽亳州到河北安国，在国内中药材集散地，中药材的

价格一路飞涨，往日一把草的中药如今贵得离谱。

2011年5月17日，中国中药协会中药材信息中心发布的5月市场价格监测报告显示，在所监测的537个常用的大宗药材品种中，与2010年同期相比，5月升价品种371个，占总量约69%；降价品种127个，占总量约24%。

中药协会中药材信息中心有关负责人说，2010年3月以来，200种传统常用药材整体价格开始了新一轮上涨，价格指数从2500点快速升到了2800多点。其中野生中药材的涨势更为凶猛，几乎拉出了一段笔直的指数走势线。中药材涨价进入第四轮高峰，正处于10年来最快的涨价时期。

我国优质道地药材沦为低附加值的"草"

中医中药一向以"简、便、验、廉"而著称。究竟是谁动了中药的价格？

中药材价格暴涨，有中药减产、种植面积减少、游资炒作等多种原因。但归为一点，还是供不应求。近年来，天然绿

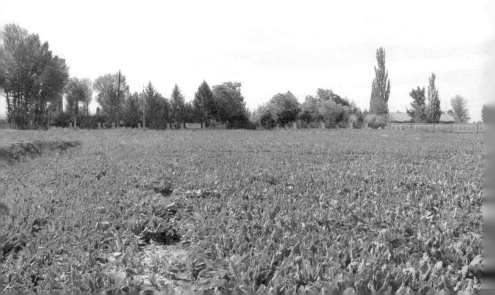

色的中药需求持续增加，供给却呈下降趋势。据统计，包括滋补、养生药在内，中药年需求量已高达70万吨。从2000年开始，国内中药材种植面积就以每年20%的速度在递减。

"以前是要想富种药材，现在是种药不如种甘蔗。农民种植中药的积极性已大不如前。"中国中药协会中药材市场专委会主任周雷说，"种粮可以有粮补，种药没有，并且多数药材种植周期都在1年以上，短期难见收益。"

中药种少了就是药，种多了就是草。周雷说，中药材种植带有很大的盲目性。同时药材受季节和生产周期长等客观条件限制，供求变化的市场反应较为迟缓，使药材生产与市场需求脱节，造成了药材生产和价格的大起大落。这样容易出现"两头苦"：中药材价格便宜，药贱伤农；而价格上涨，让吃中药的老百姓吃"苦"。

中药材供给短缺，还与我国把中药出口当"草"卖有关。近年来，我国中药出口呈现一增一降，即提取物的比例连年增长，中成药份额逐年缩小。据统计，中药提取物年进出口总额为6亿美元，其中出口5.3亿美元，占中药出口比重的40%以上。我国优质道地药材沦为"农副产品"、低附加值的"草"，提取物大量出口到欧美市场，被做成制剂返销到我国。我国中药材产业面临着"中国原产，韩国开花，日本结果，欧美收获"的尴尬现状。

野生中药遭遇"竭泽而渔"

日益攀升的中药材价格背后是锐减的产量。广西的道地药材广豆根产量从2006年前的1000～2000吨/年骤减到2011年的

200～300吨。由于重楼缺货，云南白药等多个以其为原料的中成药品种已开始限产。

当前，我国中药和民族药工业赖以生存发展的药材资源，主要还是野生药材。600余种常用药材中，纯依赖野生药材资源的占400余种，人工种养的品种约占200种，但其中50%左右的需求量仍依赖野生药材资源。被列入中国珍稀濒危保护植物名录的药用植物已达168种。房书亭担忧地说，目前市场对野生药材的需求量在不断增加，野生中药遭遇"竭泽而渔"。道地野生中药材正面临严重的资源短缺甚至枯竭。中医药的发展，面临着"无药可医"的尴尬局面。

2011年5月，蜀中制药被曝存在虚假投料等问题。尽管药监部门未发现"使用苹果皮代替板蓝根"问题，但因价格高涨，其用地瓜干冒充何首乌，提纯一遍中药材重新利用……中药材造假有愈演愈烈之势。药材价格"虚高"与中成药价格"虚低"的矛盾进一步激化。

目前，临床常用的102种中成药已进入《国家基本药物目录》。国家基本药物目录的中成药不能自主调价，特别是各地集中采购就低不就高的"低价取向"，让中成药企业夹杂其中很受伤。规格为60片/瓶的复方丹参片成本价为3.28元，中标价为0.95元。如此便宜的药，如何保证安全性和有效性？

中药行业是典型的药材资源依赖型产业

2010年三七的价格疯涨，价格主管部门约谈囤货的大企业，疯涨价格才被刹车。周雷分析说，约谈只能暂时解决问题。如果中药有了政府指导价，中药材的价格就不会这样毫无约束。

中国工程院院士、中国药用植物研究所名誉所长肖培根表示，中药材价格难题就在于指导价如何确定。定价标准需要有质量标准，这也是一直困扰中药材发展的难题。中药材要尽快制订出行业的质量标准。

在2003年"SARS"及2009年"H1N1"两次重大疫情防控中，就曾经出现过中药材价格大幅上涨，一些制药厂停产致使药品供应紧张的情况。房书亭认为，目前除了加强市场监管外，国家有必要对大宗药材实行战略储备，从数量和质量上保证所需中药材品种的供应，避免出现供应断档、价格飞涨和假货横行现象。

价格上涨导致中药资源破坏加剧，让中国医学科学院药用植物研究所所长陈士林更为担心。他强调，一个物种的破坏和消失将影响十多个物种的生存，中药资源物种破坏带来的生物多样性方面的影响难以估量。中药行业是典型的药材资源依赖型产业。中药资源的科学保护、合理开发和持续利用，应纳入国家战略规划中。

药材质量如何保障

中药饮片、中成药质量，事关中医临床用药安全。

医得准，方子对，但药不灵，照样影响疗效，长此以往，会砸了中医这块金字招牌。专家表示，应该规范种植、炮制到位、全程监管、源头治理，保障中药质量稳定可控，为百姓健康造福。

源头种植咋规范

国家统计局数据显示，2017年全国中药材种植面积较2016年增长3.5%，种植面积达到3466.89万亩（1亩≈666.67平方米）（不含林地和野生药材），家种药材供应量持续增加。专家指出，要警惕出现道地药材异地种植，以及种植过程中使用农药、化肥等现象，影响药材种植质量。

中国中药协会中药饮片专委会理事长任玉珍说，中药材作为中药饮片的原料，其种植和采收加工决定着中药饮片质量。中药材种植受种源、环境、技术、管理、采收加工、仓储运输等多方面因素的影响，处理不好，会造成中药材质量参差不齐。在栽培技术上，要警惕使用化肥、助壮剂、膨大剂等现象；在栽培模式上，西苗东栽、南药北种等现象，也制约了中药饮片质量的提升。

"中草药和一般植物的种植规律不一样。"中国医药保健品进出口商会中药部主任于志斌分析，中药材种植不能缺乏良好的种植规范，要建立强制标准，不能农户想怎么种就怎么种。在采收环节，农户不按季节、不按部位采收，也会影响中药材的质量。

任玉珍建议，药监、卫生、农业等部门应组织力量加强人工种植药材的研究，指导农民科学种植、科学采收加工，从而提升中药材质量，保障其稳定可控，为中药饮片的质量提供支撑。

中药材质量的源头，在于种植；种植的源头，又在于种子、种苗。于志斌表示，应培育全国性的种子、种苗公司，建立统一的种植规范。要想提高中药材质量，必须把好入口关，让有资质的企业经营中药材种子、种苗。

专家建议，以企业为主体全方位管理，落实责任，种植好中药材。通过辅以合理的人员、硬件、软件，对种植基地的基源种苗、产地环境、栽培管理、采收加工、仓储运输等方面进行管理，生产出合格的中药材，并做到质量可追溯。

"中药材种植，不能停留在经验层面，应该接轨现代农业。从源头提升中药质量，关键是做好顶层设计。"原国家食品药品监督管理总局副局长任德权说。道地中药材是中药现代化的新课题。加强传统地域的物候地理信息与中药品质关联研究，建立道地生态因子谱，把地域道地性上升到现代生态表述，这些既有利于种植规程的完善，也有利于其他符合道地生态要求的新地方种植药材。

炮制工艺咋把控

中药饮片是对中药材进行加工炮制后的成品。加工炮制能起到洁净、减毒、增（存）效或改变药性的作用。

中药炮制古来最讲究适中，"不及则功效难求，太过则气味反失"。目前，有些中药炮制存在的问题是不依法炮制。比如，附子需要经过多道工序炮制减毒，如果减少漂洗次数，以此来增加饮片重量，就会影响药材质量。

此外，为便于监管，有的饮片在产地不允许切片，但干燥后再进入企业，又难以切片。中国中医科学院首席研究员、中国中药协会中药饮片质量保障专委会主任肖永庆建议扩大允许产地趁鲜加工的品种范围，允许饮片生产企业购进产地适当加工的中药饮片半成品。

如果出现炮制工艺简化，或不按工艺规程生产加工的现象，人为地减少蒸制时间，就会影响质量。任玉珍表示，应该加强炮制规范，杜绝局部存在的"一药数法""各地各法"现象，让中药饮片产品更好地实现全国大流通。

肖永庆建议，加强中药饮片标准与产地加工、炮制工艺及辅料的综合研究，并进行产业化的生产验证，从而建立更为完善的中药材和中药饮片炮制标准。将传统炮制方法和现代科学技术相结合，建立饮片炮制技术平台，促进中药材的生产与科研。

流通环节咋监管

中药饮片市场如何保证质量，杜绝假冒伪劣、以次充好？中药材既是药品又是农副产品，其经营未实行许可管理，允许城乡集贸市场、社会群体组织、单位及个人自由购销中药材。中药材既可在市场内经营，也可在市场外销售。任玉珍指出，中药材专业市场还存在市场经营秩序规范难的问题，还是要加强管理规范。专家表示，监管手段不可单一，力量应该继续加强，控制作为害群之马的伪劣中药材流入市场。

中药饮片的种种性状，客观上给监管带来了执法困难。任玉珍指出，这反映出标准、认定方面有待进一步完善。建议建立和完善符合中药饮片发展实际的监管体系、法律体系、标准体系、政策体系，完善长效监管机制，促进产业持续健康发展。

2018年12月，《中华人民共和国药品管理法》（简称《药品管理法》）正在全面修订，拟取消对药企GSP（药品经营质量管理规范）、GMP（药品生产质量管理规范）认证。于志斌认为，随着药品监管体制的转变，行业主管部门主动转变职能，加强事中监管、事后追惩，形成全程监管。各部门无缝对接，实行不定期的飞行检测，以促使企业主动增强质量意识。

任玉珍建议，工商、药监等部门要加强对中药材经营企业的监督检查，使中药材流通过程处于可控状态。坚决查处中药材专业市场的违法违规行为，取缔非法经营活动，净化中药材市场。加快制订统一的中药材专业市场管理规范及中药材专业市场准入标准，研究制订中药材初加工产品规范、加工工艺和质量标准。

国家药品监督管理局（以下简称"国家药监局"）局长焦红指出，中药饮片监管应该按照中医药特有规律，强调管理的规范性、适用性和科学性。中药饮片监管涉及上下游产业，需要各方协同努力，形成共推机制，通过加强中药饮片的管理，促进中药全产业链管理模式的建立和巩固。

道地药材如何保"道地"

种植是中药材行业的"第一车间"。目前我国中药材种植技术相对落后，经营管理较为粗放，重产量轻质量，滥用化肥、农药、生长调节剂现象较普遍，导致中药材品质下降，影响中药质量和临床疗效，也有损中医药的声誉。道地药材如何保"道地"？

规范种植是关键

近日，辽宁省瓦房店市中医师陈家功发现，一些号称来自甘肃岷县的当归，外观上明显粗大，也没有多大药效。这种当归在人工种植过程中，使用了一种生长调节剂，一两年就可长出来，而传统种植的当归需要长5年以上。

当归是中医常用的补血、活血药，当归身偏于补血，当归尾偏于活血。产于甘肃岷县的当归，被称为秦归，是公认的道地药材。

麦冬使用生长调节剂后，亩产量可以从300千克增加到1000多千克。党参使用生长调节剂后，亩产量能增加1倍。产量增加了，但有效成分普遍降低，有的降低一半甚至更多，药效可想而知。

中国医学科学院药用植物研究所研究员薛健说，中药材种植像一般农作物一样会受到病虫草害的影响，不可避免地要使用农药。因此，药材中有农药检出并不意外，使用农药不可怕，可怕的是滥用农药。

中药存在农药残留，一方面是药材生长过程中从环境摄入的，另一方面是农药不合理使用造成的。黄芪、当归、党参等药材常发麻口病，潜藏在土壤中的线虫先是咬破根部的表皮组织，细菌侵入后根部开始腐烂，导致减产甚至绝产。为了杀灭害虫，有的农民就大量喷施农药。

薛健分析，滥用农药包括使用错误的农药品种、过多的使用量和使用次数、使用时间和收获时间相隔太近。每一种农药的作用机理和防治效果都有针对性，如果选错药，不但不能防治病虫害，反而会增加生物抗性；不仅白花钱，还使残留无端增加。目前国家已经禁止了多种高毒、高残留农药的生产和使用，销售的多是高效、低毒、低残留农药。但是，如果使用时间距离收获期太近，药物没来得及降解，就会引起残留超标。

中药材农药残留问题与限量标准不太完善也有关系。中药标准最权威的就是《中国药典》，5年一版不断修订，目前用的是2020年版。薛健介绍，中国药典、绿色中药标准中，只规定了10余种有机氯农药残留量和5种重金属及黄曲霉素的测定及限量标准。

《中医药法》规定，国家鼓励发展中药材规范化种植养殖，严格管理农药、肥料等农业投入品的使用，禁止在中药材种植过程中使用剧毒、高毒农药，支持中药材良种繁育，提高中药材质量。

作为中药大国，我国不断规范中药材种植。《中药材保护和发展规划（2015—2020年）》提出制订120种中药材国家标准；完善农药、重金属及有害元素、真菌毒素等安全性检测方法和指标；建立中药材外源性有害物质残留数据库。这些举措将有助于中药材质量整体提升。

道地药材不能"移植"

各地有各地的道地药材，不能互相代替。道地药材拿到别的地方种就变样，质量不行，效果也不行。

道地药材是我国传统优质中药材的代名词，民间素有"非道地药材不处方，非道地药材不经营"的说法。常言道："好土生好苗。"每味道地药材根据性味不同，都有道地产区。中药药性形成是气候、土壤、生物、地形等综合作用的结果。不同地方出产的药材，质量会有差异。

道地药材得到现代科学的证实。黄芪的道地产区在山西浑源，如果种植在黄河以南，鞭竿芪就变成了鸡爪芪（鸡爪状）。这时，药材不只是形状改变，有效成分含量也不一样。2020年版《中国药典》规定，黄芪总皂苷含量不得低于0.04%，浑源黄芪皂苷的含量在0.16%以上，最高可达到0.38%。

年过九旬的国医大师金世元长期从事中药工作，对道地药材颇有研究。他说，各地有各地的道地药材，不能互相代替。道地药材拿到别的地方种就变样，质量不行，效果也不行。

我国600余种常用中药材中，大约200种已经实现了人工种植。据不完全统计，2017年全国中药材总种植面积已经达到6799.17万亩。从野生到种植，不少中药材走出道地产区，实现

"南药北种"或"西药东栽"。在经济利益的驱动下，产区发生被动变迁，道地产区被所谓的新兴产区取代。尽管部分品种药材产量很高，但药材的合格率未能明显提高，造成大量资源浪费。

"中药材有其固有严格的生长环境，不能违背植物生长规律。"肖永庆说，药材栽培的地理、气候环境与道地产区差别越大，中药材的质量差别就越大。其主要原因是，生长期不足而靠过度田间管理来"加速"药材的生长。有的地方为了满足药品标准对药材成分定性、定量的要求，改变植物基因而进行"定向培植"，以提高特定成分的含量。以丹参为例，经过特殊培养的丹参，丹参酮Ⅱ含量很高，但这种丹参已不是中药材意义上的丹参，只能称为提取物原料。

黄璐琦说，国家正在组织编制中药材尤其是道地药材生产基地建设规划，建议以"有序、有效、安全"为方针，优化全国中药材生产布局，鼓励在道地产区和主产区优先发展道地优质药材，限制中药材盲目引种。

目前，农业农村部拟制订《全国道地药材生产基地建设规划（2018—2025）》，引导建设一批历史悠久、特色鲜明、优

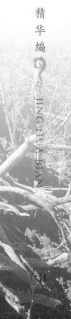

势突出的道地药材生产基地，加力推进中药产业发展，提升中药材质量、效益和竞争力。

种子是质量的源头

中药材种质退化，种子、种苗质量较差等问题，不利于中医药行业健康发展。

江西省进贤县的3位农民联手办公司，承包土地700亩，播种了防风和黑柴胡，本想好好赚一笔，谁知播种后不发芽，种子公司承诺的发芽率为80%，实际只有10%。经该县法院判决，种子公司赔了租地损失费和种子款。

黄璐琦指出，中药材种子、种苗市场监管体系不严，不少药农的利益难以保障。目前，中药材种质退化、种子种苗质量较差等问题普遍存在，严重制约了中医药行业健康发展。

种好苗好药材好，种子是中药质量的源头。长期以来，中药材的种子、种苗多处于"就地采收→就地留种→就地再栽培"的原始循环状态，"只种不选，只选不育"，加之受种源不清、环境条件等影响，无法保证中药材稳定的生长性能和药用性能。多年生黄芪、甘草的发芽率仅在60%左右。阳春砂为多年生植物，如果不及时筛选提纯，就易造成种质退化。

三七在北方安家、虫草在大田引种、黄连在平原栽培……道地品种在区域间的引种过程中出现混杂、退化现象，导致种子、种苗与药材品质下降。野生种质资源在遗传上存在明显的多样性，不同的种群甚至个体，外观性状、化学成分含量等具有较大差异，以致产量与质量不稳定。目前，我国中药材种子管理处于边缘地带，呈现种质混杂、种源混乱的状态。

与农作物品种相比，我国中药材种子（种苗）标准化工作显得滞后。我国人工栽培药材中约150种药材的规范化种植技术前期已有研究，但已培育出优良品种并在生产上推广应用的药材不超过10种。只有解决源头问题，才能提高中药材生产技术水平，提高药材产量，保证生产优质中药材。

在国药种业有限公司总经理王继永看来，目前市场上交易的中药材种子有不少处在无包装、无标识和无使用说明状态。种子真假难辨，优劣不清，质量管理意识淡薄，缺乏质量控制技术手段。全国具有专业中药材种子、种苗资质的企业不超过20家，能够正常经营的更是寥寥无几。中药材种业需要国家出台扶持政策，引导企业开展规范化种业经营，改善行业现状。

长期以来，中药材一直被当作一般农作物进行种植，但与农作物管理体系相比远远落后。2016年1月1日正式实施的《中华人民共和国种子法》（简称《种子法》）第九十三条规定："草种、烟草种、中药材种、食用菌菌种的种质资源管理和选育、生产经营、管理等活动，参照本法执行。"至此，中药材种子才被纳入《种子法》管理的范畴。

黄璐琦建议，应尽快建立中药材种子质量管理法律法规，以《种子法》为核心，形成一个包括《种子法》、行政法规、地方性法规、行政规章、规范性文件等专门的法律法规体系，从源头上把好中药质量关。

黄璐琦说，种苗基原纯正、遗传性状优良是生产高品质药材的根本保障。加大对中药材新品种选育和推广的支持力度，制订中药材种子、种苗行业标准，构建全国一体化的中药材种子、种苗供应保障平台，确保优质种源持续稳定供应，将是未来中药材种业工作的重要任务。

精华编 JING HUA BIAN

中药炮制为啥不能"省人工"

近年来，中药材质量引起社会各界关注。中药材质量的高低优劣，直接影响中医临床治疗效果。药材好，药才好。如果没有好药材，再高明的中医也难以施展医术。影响中药质量的主要环节有种植、炮制和流通。探问中药材质量，目的是寻找解决问题之道。

中药炮制学问大

中药炮制是通过特定的工艺方法，使药材所含的化学成分出现变化，从而产生减毒增效等的作用。

河北省秦皇岛市石女士被诊断为胃印戒细胞癌四期，在北京一家肿瘤医院手术后出现便血。她几乎跑遍各大医院，吃了各种各样的中西药，大便潜血依然是4个加号（阳性）。绝望之际，她找到北京中医药大学第三附属医院针灸微创肿瘤科主任黄金昶。"大毒治病，十去其六。你得吃点'毒药'。"黄金昶说。其实，黄金昶所说的毒药是蟾皮，也就是癞蛤蟆皮。石女士一听，连连摆手，说她肯定吃不下。黄金昶说，蟾皮不是让她直接吃，要经过炮制，好多医院都没有，正巧他们医院有，吃几剂就有效果。石女士按医生要求将烧干蟾10克浓煎，饭后不停地喝，喝了3天就没了血便，检查大便潜血只有1个加号。7天后，她的大便潜血显示阴性，之后一直未见便血。

什么是中药炮制？黄金昶介绍，以烧干蟾为例，新鲜的蟾蜍破血力量极强，能促进出血。经过炭火烧焦后，药性发生改变，却有很好的止血作用。炭火烧焦就是中药炮制的一种方法，能起到减毒和增效两大作用。

斑蝥，《中国药典》记载有大毒，经炮制后治疗组织肉瘤有奇效。甘遂、大戟、马钱子等有毒的中药，黄金昶在临床上将其变为治疗肿瘤的良药，其中的奥秘就是炮制。

中药炮制，是根据中医药理论，依照辨证施治用药的需要和药物自身性质，以及调剂、制剂的不同要求，对经产地加工的净药材进一步加工制作，有火制、水制和水火共制等加工方法，所得成品是中药饮片。

中华中医药学会炮制分会主任委员贾天柱从事中药炮制教学与科研工作40余年。他说，中药材炮制前后，通过特定的工艺方法，使所含的化学成分出现变化，从而产生减毒、增效的作用。川乌、草乌类中药材都含有剧毒成分乌头碱，1～2毫克就可中毒，3～4毫克就可致死，但炮制后乌头碱水解变成乌头次碱乃至乌头原碱，从而达到低毒、无毒。马钱子含有毒性成分士的宁，经炮制后可转变为士的宁的氮氧化物，毒性降低。斑蝥含有斑蝥素，毒性也很大，当用低浓度的碱处理后，生成斑蝥酸钠，毒性降低。

"发汗"炮制法是常用的中药产地加工方法之一，即将鲜药材加热或半干燥后，密闭堆积发热，使其内部水分向外蒸发，并凝结成水珠，附于药材的表面，犹如人体出汗，故称为

精华编 JING HUA BIAN

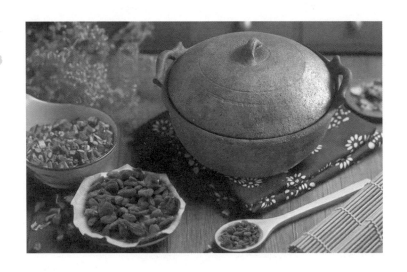

"发汗"。以"发汗"炮制的厚朴为例，研究发现"发汗"炮制能提高厚朴挥发油量，炮制1周后厚朴挥发油量提高近1倍。采用《中国药典》中浸出物测定法测定后，发现厚朴经"发汗"炮制处理后，浸出物量提升23%。

专家介绍，现代对炮制法的研究主要集中在化学成分的变化，对其作用机制的研究很少，无法制订规范化炮制法标准，大大限制了炮制法的应用范围，也影响了中药临床疗效的提高。

炮制工艺待规范

中药炮制存在的最大问题是不依法炮制，该制的不制，或炮制不到位，制约中药临床疗效的发挥。

白芍炒制接近焦色，苦杏仁炒成深黄色，其有效成分怎能不降低呢？贾天柱说，中药炮制古来最讲究适中，不及则功效难求，太过则气味反失。古代有"逢子必炒、逢子必破"之说，但现在种子类药材有不炒不破的，也有炒而不破的，也有炒碎后供应的。饮片厂炒后破碎直接供应到调剂室，虽能煎出有效成分，但已造成泛油而降低疗效，这种方法不可取。

"炮制虽繁必不敢省人工。"如今烦琐的炮制过程不断被简化，不按工艺规程生产加工的药材比比皆是。何首乌是临床常用中药，历代以黑豆为辅料炮制，讲究煮熟、煮透。蒸制何首乌很少能达到九蒸九晒的要求，人为减少了蒸制时间。盐附子、黑顺片、白附片的炮制工艺须经过多道工序，是附子减毒的重要环节，但产地农户在附子漂洗过程中，为了防止重量减少，漂洗次数严重"缩水"。

"饮片生产普遍存在炮制工艺不规范等问题，炮制程度较难判定，中药质量难以保证。"肖永庆说。

熟大黄，南方以酒蒸为主，北方以隔水加酒炖者居多。目前大多数中药饮片，特别是加热、加辅料等方法炮制的品种，各地炮制工艺不一，炮制时间相异，所用辅料也不尽相同，饮片质量判别存在很大差异。肖永庆说，饮片不可能实现全国统一的规范化生产工艺，迫切需要因地制宜，开展饮片地域性生产工艺的规范化研究，提高饮片行业的现代化水平。

炮制饮片质量参差不齐，原因在于缺乏一套易控、专属的质量评价方法。以根茎类药材加工的饮片为例，按照传统的外观分类方法，应以片大为优。研究表明，现代评价标准中应用的"有效成分"在药材里主要分布在侧根和表皮。其结果是，片形小的饮片"有效成分"的含量高于片形大的饮片。采用异地人工栽培药材加工成的饮片，在外形上要"优于"用道地药材生产的饮片，而其有效成分含量却大大低于道地饮片。根据饮片的外形、色泽、断面等传统经验鉴别方法，缺乏现代科学技术的支撑，不能有效评判饮片质量优劣。

"既不能单靠外形又不能简单以现有已知有效成分含量的高低来判断饮片质量的优劣。"肖永庆认为，评判标准要使二者有机结合，实现传统分级质量评价标准与现代科学质量内涵的协调统一。

炮制加工不可分

中药材产地加工与饮片炮制一体化，既可降低加工成本，又可保证来源，方便监管，有利于让人们吃上安全、放心、有效的中药材。

齐村位于河北安国北7.5千米，以加工、交易甘草而知名。在一位加工户的院子里，拖拉机上、棚子下面，都堆放着甘草，有红皮的，也有黄皮的，粗细不等，长短不一。市场需要的所有规格、等级，他们都能加工，保证供货。黄芩村、沙参村、射干村……全国还有很多类似的中药饮片加工专业村。

中药材产地初加工和中药饮片炮制密切相关，对某些中药材而言，两者之间并没有明确的分工界限，后来被人为地分离成独立的两段加工工艺。虽然方便了药材贮藏与长途运输，却忽略了药材品质形成的内在规律，割裂了药物品质形成的有机链条，弊端逐渐显露。长期以来，中药材产地初加工并未作为单独环节被严格监管，成为目前中药材产业链条中最难监管的环节。

肖永庆认为，中药材异地加工成饮片，不但增加了生产成本，而且药材在储存、运输过程中的变质损耗和成分流失，严重影响饮片的质量。不少中药可以直接在产地加工成饮片，有的可以鲜切后再干燥，有的可以干燥至适宜含水量再进行切制。例如，天麻不易润透，切制后片形差；苏木鲜药材不易干燥，干燥后难以切制，润制过程易导致有效成分损失；甘草鲜品易切制、性状好，干燥后纤维不易切断、性状差，润药易导致有效成分损失。

任玉珍说，《中国药典》2015年版收载有产地加工的品种64种，如干姜、山药等，在《中国药典》标准来源项里均有相应趁鲜加工描述。中药材在产地直接加工成饮片，符合中药行业的发展趋势。《中药材保护和发展规划2015—2020》中明确提出大力发展产地"趁鲜切制和精深加工"。因此，趁鲜加工的品种范围应逐步扩大。

肖永庆认为，中药材源头加工是中药材品质保障的重中之重。中药材产地加工与饮片炮制一体化，既可降低加工成本，又可保证来源，方便监管，有利于让病人吃上安全、放心、有效的中药材。

精华编

JING HUA BIAN

中药饮片可追溯

不合格的中药材，生产不出合格的中成药。国家药监局发布《中药饮片质量集中整治工作方案》，决定在全国范围内开展为期一年的中药饮片质量集中整治，从2018年10月起至2019年9月，重点严厉查处中药饮片违法违规行为。中药饮片究竟病在哪儿?

饮片品质参差不齐

一些药店、医院药房、药材公司图便宜，只问价格不问质量，使一些没有饮片经营资质的种植户或小型作坊有机可乘。

在某中药材市场，记者发现覆盆子价格每千克最低10元，最高200元，相差近20倍。价格的差异，主要取决于掺杂次品的多少。

中药材是特殊商品，一般消费者缺乏识别真假优劣的能力。中药饮片检验的主要依据是《中国药典》2020年版，部分根据2015年版。在中药材市场上，染色的药材主要有红花、五味子、黄柏、黄连、延胡索、朱砂等，掺假的主要有沉香、没药、乳香等，检出黄曲霉素的主要是胖大海、远志等。另外，

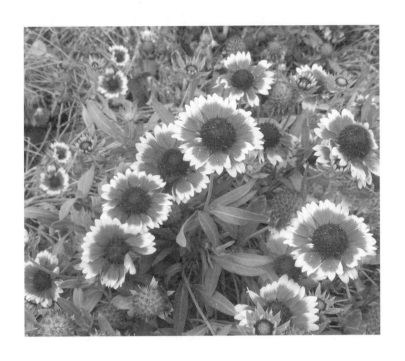

还有一些不法分子用葡萄皮加颜料冒充山茱萸，用续断或细小的云木香根拌入染料冒充丹参饮片等。

　　对于中药饮片存在的问题，国家有关部门的监管一直没有停顿，多次开展专项行动，并约谈了17个中药材专业市场所在地政府的负责人。但中药材流通环节混乱、市场无序竞争现象仍有发生，影响中药饮片和成品药的质量。2017年原国家食品药品监督管理总局共发布46份药品抽检通告，其中22份涉及中药饮片，不合格批次共计792批，涉及生产或供货单位343家、中药品种37种。

　　"有机染料大多毒性较大，甚至有致癌、致畸作用，因此药材染色不仅是造假行为，还增加了安全风险，必须严厉打击。行业内以硫黄熏蒸药材，多是为了保湿增重、改善外观等。研究表明，大量、广泛使用硫黄熏蒸，不仅会影响药材及饮片的质量，也会对人体健康造成危害。"中国食品药品检定研究院（简称"中检院"）中药民族药检定所所长马双成表示。

任德权分析，饮片市场不分等级、档次，同种饮片不论质量优劣，价格都一样。少数企业违规直接从药材市场上采购，挤占优质优价饮片空间，低价劣质饮片反而受追捧。

自2008年起，我国对中药饮片生产过程实施药品生产质量管理规范（GMP）认证管理。截至2017年底，国家及各省药监部门发放中药饮片生产GMP证书共1808张。但中药饮片企业成为GMP证书收回的"重灾区"。

饮片应有批准文号

中药材是农副产品，但饮片是中药材经过特殊加工炮制后的制成品，直接应用于临床治病。

去菜市场买块生姜，生姜是农产品；去药店抓药，切成片的生姜就成了中药饮片。姜还是姜，只是经过炮制加工，姜的属性就发生了变化。中药材兼具农副产品和中药的属性，而中药饮片是工业品，只有中药属性。《药品管理法》对中药饮片实行药品经营许可证管理，但对城乡集贸市场出售的中药材则不要求办理药品经营许可证。

从中药材到中药饮片，有的只需简单的切片加工。少数企业直接从药材市场上采购，将其当成饮片包装销售。实际上，中药材与中药饮片存在模糊地带，容易让非法经营者钻空子。

任玉珍认为，中药材专业市场普遍存在经营秩序规范难的问题，主要表现在中药材市场经营主体繁杂、经营方式不一、市场管理难度大、缺乏中药材市场管理规范等。在市场需求与利益驱动下，中药材行业衍生出各种制假售假问题，影响中药质量，危害中医发展。

中药材是农副产品，但饮片是中药材经过特殊加工炮制后的制成品，是直接应用于临床治病的。中药的性味、归经、功能主治、用法用量等，实为中药饮片的属性。专家建议，中药材流通应从交易药材变为交易饮片，提升经营主体门槛，加强市场监管力度，杜绝流通环节玩"猫腻"。

任玉珍建议，相关部门在现有基础上，对毒麻、濒危、贵细、发酵、大宗类等饮片品种，应分期分批实行批准文号管理。

"进入药品生产、经营、医疗单位的中药饮片，应该按药品进行管理。"天士力控股集团董事局主席闫希军建议，对中药饮片按医疗用饮片、工业用饮片、食品用饮片，实施分级、分类管理，制订医疗用中药饮片分级标准。对医疗用中药饮片实施批准文号管理，没有批准文号的中药饮片不准进入医疗机构销售和使用。

据了解，全国监管系统从事中药监管检验的人员不到3000人，机构设置和人员配置严重不足，中药材检测机构不足，中药材质量安全评价体系不完善。检验机构对市场上销售的中药材只进行定期巡查和抽检，与市场检测需求相比，监管力量、覆盖面明显不足。中药饮片监管手段过于单一，我国尚无中药材专业化的第三方检测机构。闫希军提出，应开展中药材第三方检验服务行业试点示范，逐步形成一批具有中药材检测专业服务能力的科技服务企业。

建立质量追溯系统

严控终端需求，倒逼前端体系建设，逐步实现中药材从生产到消费的全程监控。

房福军是河北邢台南宫的一名民间中医，这几年一直为采购中药材发愁。有时从药材公司进的药，明显感觉质量很差，装药材的编织袋都被染上颜色了。

来源可查、去向可追、责任可究，中药材溯源说起来容易，做起来很难。据调查，全国用于饮片和中成药的药材有1000～1200种。其中，植物类药材有800～900种，动物类药材100多种，矿物类药材70～80种。

中药质量追溯过程包括药材种植、采收、产地初加工、饮片生产、中成药生产、物流及市场销售等多个环节。根据中药不同的特性，有些中药材可以直接选用，有些需要炮制成饮片直接销售，而有些需要追溯全过程。中药材质量追溯综合了鲜活产品、农产品、食品行业等多个行业的质量追溯特征。

从实际运行来看，药材采收后，经过多级收购商采购、包

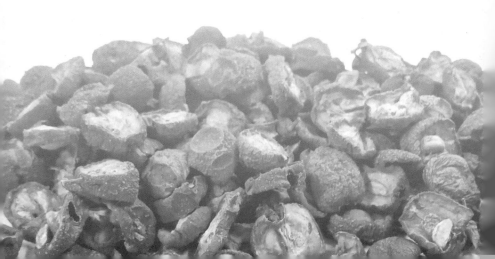

装、贮藏、运输、混批、混包、混储等环节，导致药材的来源混杂，很难溯源。在运输过程中，包装、仓储条件不规范，导致药材变质、污染，从而影响药材质量。中药材的生产、加工、包装、存储、运输等环节的质量标准规范不健全，造成进入溯源体系的中药材有假药、劣药现象。

"中药材不同品种的追溯过程长、环节多，不容易判定责任主体。"任德权说，中药饮片一般都是拆除包装放入药屉后再进行销售和调配，这样就造成了出现质量问题难以确定真正生产厂家，对于拆包装的饮片进行溯源鉴别几乎不可能，违规责任主体难以确定，甚至可能使合规企业受到处罚。

闫希军建议，应强制要求中药饮片经营企业或医疗机构使用经过溯源的中药饮片，逐步实现医院、药店、药企等中药材流通终端使用溯源过的中药材，严控终端需求，倒逼前端体系建设，逐步实现中药材从生产到消费的全程监控。

《中医药法》规定，国家鼓励发展中药材现代流通体系，提高中药材包装、仓储等技术水平，建立中药材流通追溯体系。目前，我国初步建成了以中央、地方追溯管理平台为核心，以中药材种植和养殖、中药材经营、中药材专业市场、中药饮片生产、中药饮片经营和中药饮片使用六大环节追溯子系统为支撑的流通追溯体系。

黄璐琦提出，加快培育现代化中药材市场体系，降低交易和市场流通成本。通过技术升级，实现中药材生产、产地加工和流通设施现代化，充分运用互联网、物联网、区块链和人工智能等新技术，打造现代化中药材电子交易市场，通过建立质量追溯系统，确保中药材质量全程可控。

如何种出绿色中药材

药材好，药才好。中药材是中药产业的源头。药材质量的优劣，关乎中药产业的兴衰。当前，野生中药材资源日益稀缺，无法满足人民日益增长的需求。我国规模化人工种植的药用植物已达200余种，供应量占全国中药市场的70%～80%，种植面积还在逐年增加。从野生到种植，中药材品质如何保障？如何才能种出"绿色"中药材？

"大数据"筛选种植基地

对栽培选地进行科学预测，为优质药材种植选址提供依据，精度在1平方千米范围内。

提起人参，人们自然会想到东北，因为吉林长白山是人参的道地产区。如果说山西上党地区也是人参道地产区，则多数人不以为然。

上党地区也能产人参，这是运用"大数据"算出来的结果。陈士林从事中药研究31年。他开发出一套全新的计算机软件系统，全名是"药用植物全球产地生态适宜性区划信息系统"。输入气候和土壤因子等信息，该系统能对栽培选地进行科学预测，为优质药材种植选址提供依据，精度在1平方千米范围内。

上党也是人参的道地产区，这靠谱吗？中医古籍给出佐证——"人参产上党"。明代李时珍在《本草纲目》记载："上党，今潞州也。民以人参为地方害，不复采取。今所用者皆为辽参。"如今上党人参找不到踪影，原因是过度采挖。

道地药材是中药的"魂"。陈士林认为，虽然上党和辽东相隔遥远，但其生态条件适合人参生长。人参若种在非适宜地区，即使能长到萝卜粗，也没有人参的功效。中药材种植需要特定的生态区域，盲目选择种植基地，将导致中药材病害频繁发生、种质退化、质量下降。

道地药材究竟适宜种在哪里？西洋参引进中国的实践，证实了这套系统的科学性。西洋参原产于美国、加拿大等国。从生态适应性层面，这套系统为西洋参在我国引种栽培选址提供了重要依据，与实际引种成功地区相符。现在，我国已经成为西洋参三大主产国之一。

从野生到种植，中药材品质退化，症结在哪里？羌活是一种多年生草本高寒短日照植物，喜凉、耐寒、怕强光。由于生长环境特殊，羌活资源的发展受到制约。据统计，我国每年至少有1000吨以上人工种植的羌活，其中品质达不到《中国药典》要求，不合格的占到60%。主要原因是相当一部分药农追求短期效益，药材生长期过短。专家运用该系统会诊发现，高海拔野生羌活有效，而低海拔引种品质变异，问题出在海拔上。狭叶羌活适合生长在海拔2800米以上，那里的环境不但高寒，而且一年四季大风不断。目前，羌活在四川省小金县两河口镇的实验基地种植成功，该基地种植的羌活具备祛风、除湿、发散风寒的功效。

中药材种植业被称为"中药生产第一车间"。这套系统可以为道地药材选择适宜种植区域，避免盲目选址造成的品质下降，从而解决了"优质药材哪里种"的关键问题。目前，我国已完成260种中药材产地生态数值区划，为人参、三七、西洋参、山茱萸、独活、银杏等优质药材生产提供了合理选址范围。

建立国家中药基因数据库

我国已对1万多种药用植物进行了基因鉴定，为中草药制作了"基因身份证"，建立了国家中药基因数据库，处于国际领先水平。

中药三七被誉为"南国仙草"，却无法抵抗被称为"植物癌症"的根腐病。这是一种植物的毁灭性病害，容易传染，发病率高，防治困难，可导致中药材绝产绝收。

"根腐病是植物地下根部的病害，当地上部分发现症状时，地下部分已经很严重了。"中国中医科学院中药所博士董林林说。过去，对付三七根腐病的主要方法是化学防治，但频繁使用农药，易导致药材农药及重金属等有害物质污染，效果并不理想。

"规模化连续种植，往往导致农作物品种退化，抗逆性递减，造成病虫害肆虐。过度或不当使用农药化肥，又会加快抗逆性衰退，形成恶性循环。"陈士林表示，我国是茶叶的原产地、主产区，但是由于不重视品种保护，致使新品种选育和推广工作迟滞，导致品种混乱、农药残留超标等问题，茶叶品牌的国际市场竞争力下降。因此，中药材绝不能重蹈覆辙，种质

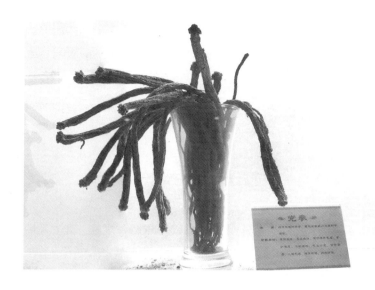

创新、良种应用才是出路。

　　传统育种最大的困难在于周期长。为此，陈士林团队创建优质药材分子辅助育种技术体系，大大节省了育种时间。董林林介绍，新品种不负众望，成为高品质三七的典范，大幅降低了根腐病发病率。其中，苗乡1号、苗乡2号荣获国家植物新品种授权。

　　技术创新为中药发展插上翅膀。陈士林团队应用分子辅助育种方式，使中药新品种源源不断诞生，目前已完成43个中药材优良品种选育，获得新品种证书和良种证书15个。陈士林说，优良新品种选育，为优质药材规范化栽培提供了保障。

　　分子育种技术的成功，得益于中草药"基因天书"的破译。中国是人参生产大国，鲜参产量占全球70%～80%，人参总产量是韩国的5倍，但一度在国际市场价格不到韩国人参的1/9，主要是输在了品质上。中国中医科学院中药研究所在国际上率先发表了"人参全基因组图谱"，填补了人参遗传背景研究空白。陈士林介绍，人参基因组是最大且最复杂的药用植物基因组之一。陈士林团队共鉴定了1652个抗病基因，开发病害检测分子标记，并应用质谱成像技术精准定位不同人参皂苷型分布。在此基础上，人参新品种"农参1号"问世，该品种稳定性好，抗性高，产量高，使中国人参告别了竞争力弱的历史！

开启无公害中药时代

我国已制订了中药材无公害生产标准操作规程，建立了中药材无公害生产体系。

在400多年的人工栽培三七历史中，病虫害如影随形。圆斑病、灰霉病、疫霉病、黑斑病，一波又一波的病毒感染相继而来；线虫、红蜘蛛、蚜虫、象甲、地老虎、蓟马，一波又一波的虫害攻击防不胜防。

"在我父亲种植三七的年代，云南文山三七曾远销欧美、日本等地。后来，因农药使用不当，部分三七农药残留和重金属超标，导致出口量连年下降，价格下跌。"云南省文山市苗乡三七实业有限公司董事长余育启回忆。

中国医学科学院药用植物研究所教授陈君说："病虫害防治是中药材生产中最薄弱的环节，防治水平直接影响中药材的产量和质量。"

《中医药法》明确提出，要严格管理农业投入品的使用，禁止在中医药种植过程中使用剧毒、高毒农药等。余育启认为，农药残留、重金属超标影响中药安全及疗效，无公害种植才是中药材可持续发展的必由之路。

"种植过程中大量使用农药化肥和植物生长激素，不仅影响中药疗效，而且影响中药材产业健康发展。"中国工程院院士张伯礼说，"我国急需建立标准化、规范化的高品质中药材生产体系，大力推进无公害中药材的生产及监管。我们有成熟的无公害种植技术，现在要做的是大力推广。"

中药材品质升级，涉及种植、养殖、采集、贮存、初加工、流通等多个环节。陈士林团队联合中国医学科学院药用植物研究所等多家科研单位和生产企业，制订了中药材无公害生产标准操作规程，建立了中药材无公害生产体系，起草了《无公害人参药材及饮片的农药残留与重金属及有害元素限量》和《无公害三七药材及饮片的农药残留与重金属及有害元素限量》标准。其中，无公害中药材精细栽培体系，可以精确定位每种中药材的栽培特性，在产区选择、田间管理等方面实现数字化、网络化及智能化。

陈士林强调，对于当前国内中药材栽培生产来说，"无公害"生产标准将最终成为中药材品质的最低门槛。当前仍以生产无公害中药材为目标，少数发展绿色及有机中药材，为实现中药材栽培生产规范化、安全化提供有力理论基础和技术体系保障。

据悉，我国在贵州、四川等地32个贫困县开展无公害中药材种植规划，并建立无公害中药材病虫害综合防治体系，化学农药综合用量大幅减少。以桔梗的根腐病为例，采用优质药材防治技术后，多菌灵撒施量减少了40%。

张伯礼说，我国建立了150种常用大宗中药材无公害生产标准操作规程，已有200多家企业推广GAP（优良农业规范）或GACP（药用植物种植和采集的生产质量管理规范）认证，开启了无公害中药时代。

精华编

JING HUA BIAN

西医开中药如何更稳妥

我们应该规范处方管理，确保合理用药落到实处，切实把中医药这一宝贵财富继承好、发展好、利用好。

止血的云南白药、消炎的蒲地蓝口服液、解热的藿香正气丸、补肾的六味地黄丸……让人耳熟能详的中成药，唤起多少人的记忆。但你也许不知道，七成左右的中成药是西医师开的。

西医开中成药，这是中国医疗行业的独有现象，折射出患者临床用药的需求，更彰显中医药的独特优势——相较于西医治疗，中医更强调"疏堵结合"的标本兼治；当西医束手无策时，中药却可能派上用场，这是中成药受西医青睐的重要原因。以慢性肾衰竭、尿毒症前期患者为例，当糖皮质激素、免

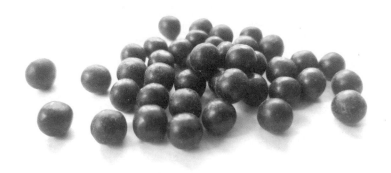

疫抑制剂类的药物产生抗药性不管用，而血液透析又不够标准时，许多西医会为患者选择尿毒清等中成药进行治疗。

不过，往后西医不能随便开中药了。2019年7月，国家卫健委印发的《第一批国家重点监控合理用药药品目录（化药及生物制品）的通知》要求："对于中药，中医类别医师应当按照《中成药临床应用指导原则》《医院中药饮片管理规范》等，遵照中医临床基本的辨证施治原则开具中药处方。其他类别的医师，经过不少于1年系统学习中医药专业知识并考核合格后，遵照中医临床基本的辨证施治原则，可以开具中成药处方。"该文件条款被业界解读为"西医禁开中药"，新版国家医保药品目录为此规定：从2020年1月1日起，"西医开中药不能报销"。

人们担心，限制西医开中药后，会造成患者用不上中成药。眼下，很多患者找西医开中药，也是不得已而为之，这背后是中医药服务能力不足。《2018年我国卫生健康事业发展统计公报》显示，2018年末，全国执业（助理）医师360.7万人，其中中医类别执业（助理）医师57.5万人，中医医师的比重只有16%，门诊服务量无法满足老百姓看中医、吃中药的需求。

也有人担心，中医门诊不足，而西医开中药又不能报销，将导致中药用药量萎缩，会对中成药企业和中草药种植业带来影响，阻碍中医行业的发展。

仔细领会国家卫健委新政策精神，限制西医开中药，是出于审慎考虑——俗话说"隔行如隔山"，医学是关乎民众健康和生命的学科，若临床用药违背医学规律，容易导致医疗事故发生。中医临床用药讲究"药证相符"。若"药证不符"，便毫无疗效；若"药证相反"，则很可能会出现毒性反应。一些西医医生并不懂"药"与"证"的关系，再加上不辨患者体质，做不到对症下药，不仅浪费资金，有时还耽误患者救治。限制西医开中药，在某种程度上，可以洗掉中成药过往因"处方不当"而蒙受的"不白之冤"。让中药切实造福国人，还应把中药的处方权还给懂中医的大夫。

其实，国家卫健委的新规定并没有一刀切地禁止西医开中药，而是鼓励包括西医大夫在内的"其他类别医师"学习中医药理药性，在考核过关后，以中西贯通之技抗击病魔，既能上西医的手段，也能用中药、砭石、针灸之策。如此融合中西医之所长，必将为更多患者解除痛苦，也为我国中医研究和中药产业发展开拓出新天地。

中医药界有一句话：离开中医理论的指导，中药就不是中药了。中成药是传统医学留下的瑰宝，是中国人几千年积累下来的创新成果。一定要用好中成药，规范处方管理，从源头确保合理用药落到实处，切实把中医药这一祖先留给我们的宝贵财富继承好、发展好、利用好。

农作物也能"喝中药"吗

让农作物"喝中药",开辟了中医药学新的用武之地。中医药是伟大的宝库,也是重要的生态资源。

2018年1月,兰州交通大学天然药物开发研究所沈彤教授从传统中药材中获得灵感,成功研发出纯中药制剂的植物源生物农药系列产品。不同于化学农药,中药农药以传统药食两用中药材为原料,不仅有防病、杀虫作用,还能为农作物补充营养。该系列产品已在甘肃、陕西等省区100万亩10多种农作物种植上试验示范及推广应用。

中药农药具有绿色天然的本色。化学农药有污染性,用少了不管用,用多了会出现农药残留。用化学农药防治病虫害,虫子容易出现耐药,只能在毒性上不断升级加码,对食品安全构成很大威胁。《中华人民共和国食品安全法》(以下简称《食品安全法》)提出,加快淘汰剧毒、高毒、高残留农药,推动替代产品的研发和运用,鼓励使用高效、低毒、低残留农药。从2015年开始,农业部组织开展"到2020年农药使用量零增长行动",加快推进农药减量增效,同时加快生物农药推广应用。让农作物"喝中药",摒弃了人与自然对抗的思维,实现了人与自然和谐共处,不仅能减少化学农药的使用,还能改

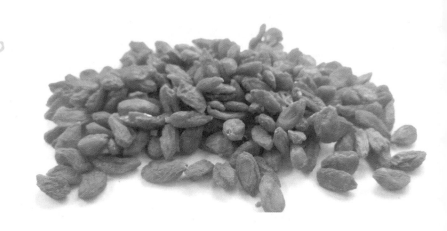

善生态环境，从源头上保障舌尖上的安全，筑起食品安全的防火墙。

作为一类天然源农药，中药农药呈现良好的发展势头。据统计，中国生物农药年产量达到近30万吨（包括原药和制剂），约占农药产量的8%。但中药农药能防治的病虫害还很有限，能给农作物吃的中药品种不够多，中药农药研发应用推广跟不上，缺乏一条发展的"绿色通道"，为乡村振兴提供绿色支撑还有一段路要走。

中药农药也能治好中药材自身的痼疾。中药饮片不合格，原因在于农药残留超标。《中医药法》规定："国家鼓励发展中药材规范化种植养殖，严格管理农药、肥料等农业投入品的使用，禁止在中药材种植过程中使用剧毒、高毒农药，支持中药材良种繁育，提高中药材质量。"如果中药材种植不再使用化学农药，而是使用中药农药，这个问题就能迎刃而解。让中药材喝上中药，必须改革完善现有的监管体制，让中药材脱去

"农皮"穿上"药装"，不再当作农作物种植管理，让药品管理部门从源头上实施可追溯式监管。

随着中药需求量的增加，中药供给短板日益凸显。某些年份宁夏枸杞丰收，有些农户不得不看着枸杞坏在地里。在当地枸杞采收的季节，找不到足够的工人来进行采收，即便是能找到工人，人工成本也高得惊人。中药材种植因人工成本急速上涨，面临产量萎缩的局面。我国中药材种植滞后于农业种植20～30年，良种推广率不足10%，机械化才刚刚开始，中药材产地加工条件落后，交易方式较原始，现代中药材物流和市场体系还不完善，中药材生产的供给侧存在着发展不平衡、不充分的问题。破解中药材产业发展难题，必须瞄准高质量，推进中药材供给侧结构性改革，从重规模、求数量转向重质量、求效益。

让农作物"喝中药"，开辟了中医药学新的用武之地。中医药是伟大的宝库，也是重要的生态资源。合理生产、开发、利用中药资源，能够更好地释放中医药的潜力。期盼中药农药大有作为，给人类可持续发展贡献更多的"产量处方"。

"一锅煮"还需加把什么火

临床疗效是中医药的生命。不解决疗效差异问题，中药配方颗粒就没有前途，中药就无法告别煎煮时代。

一位女士由于出差没法带中药，医生给她开了中药配方颗粒，用开水冲服，喝中药变得像喝咖啡一样方便，但是疗效有点差。她出差回来后，赶紧换成饮片，熬出来的汤药喝了就管用。

让中国人像喝咖啡一样吃中药，这样的口号听起来很美，但做起来并不容易。中药配方颗料是由传统单味中药饮片在保持原有汤剂品质的基础上，经提取、分离、浓缩等生产工艺制成的配方颗粒。传统汤剂采取群药合煎，中药配方颗粒单独提取，两者的疗效究竟有无差异？煲一锅鸡汤，再煲一锅人参汤，两者混合，就是人参鸡汤了吗？研究显示，四逆汤中的附子、干姜、炙甘草一起煎汤，不仅疗效明显强于混合颗粒配方，而且附子所含的乌头碱毒性大大降低。几种药材一起煎汤，可以发生一系列的化合、络合、共溶等化学变化；颗粒配方则没有或者很少有这些反应，疗效因此打了折扣。

目前，中药配方颗粒还没有统一的全国标准，仅广东、广西等少数地区发布了地方标准。中药配方颗粒剂型创新从1992年开始试点，一直处于"试生产"阶段，我国已经批准6家中药配方颗粒试生产企业，实行饮片批准文号管理。2015年12月，国家食品药品监督管理总局下发《中药配方颗粒管理办法（征求意见稿）》，到2016年3月1日公开征求意见阶段结束，但管理办法迟迟未出台。由于缺乏统一的质量标准，中药配方颗粒质量参差不齐。以泻热毒的大黄为例，按传统剂量换算成颗粒，有时用量明明已经很小，患者却泻得厉害；有些药物用量相对较大，患者却没有任何反应。中药配方颗粒试点生产企业受自身技术水平、生产规模、研发投入等制约，依据各自的条件探索生产工艺和质量标准，致使不同企业有不同工艺标准。

破解中药剂型创新难题，离不开科技的支撑。屠呦呦说，中医药宝库不是拿来就能用的，要与现代科技相结合。国内某药业集团以传统汤药为标准，进行全成分工艺设计，综合运用中药指纹图谱、远红外在线监测等最新科技。红外指纹图谱比对显示，四君子汤配方颗粒与标准饮片汤剂的成分信息高度一致，重合率达到98%左右，既保持与原有汤剂物质基础和品质一致，又满足现代化制剂质量标准。只有借助现代科技的力量，中药配方颗粒的疗效才能被证实和认可。如果单靠几家中药企业搞科研，各弹各的曲，各唱各的调，就很难有重大突破和创新。因此，中药告别"一锅煮"还有很长的道路要走。中药颗粒制剂是中药现代化的方向，必须发挥我国集中力量办大事的优势。开展中药颗粒配方研究，应像当年青蒿素"523"协作项目一样，汇聚各方力量，形成国家研发平台，吸纳多学科、多机构的科研人员联合攻关、协同创新。如果说当年一株青蒿小草打开了中医药走向世界的大门，那么期待在不久的将来，一包配方颗粒能让中医药融入现代生活，改变全世界对中药"一锅煮"的印象。

"三伏贴"为啥这么火

厚植中医发展的文化土壤，努力实现中医创造性转化、创新性发展，让中医"流行"起来，为健康中国助力。

入伏以来，许多人开始贴"三伏贴"，医院贴敷患者络绎不绝，一家老少后颈上都贴着膏药的情形也不鲜见。这种"冬病夏治"的手段能有众多拥护者，着实让老中医们欣慰。

三伏贴受追捧的同时，也不乏质疑声。有人说，冬病夏治根本不可能，像是在开玩笑，顶多算是安慰剂。的确，从西医的角度看，冬病夏治讲不通：病还没发，何谈治疗？事实上，不仅是三伏贴，许多在西医看来匪夷所思的事，作为异质医学的中医，都有一套讲得通的理论、无数医得好的案例。冬病夏治，就是冬天的病在夏天治。发于冬季或在冬季容易加重的慢性肺系等疾患，到了三伏天，经过中医辨证，采用适当的防治方法，可以减少冬季发作，达到预防和治疗疾病的目的。当然，冬病夏治并不一定立竿见影，患者要做好打"持久战"的准备。三伏贴也不是"万能贴"，无法包治百病，更不可想贴就贴。一些医疗机构来者不拒，将三伏贴适应证扩大，是很不负责任的。不仅"三伏贴"如此，中医很多治疗手段都讲求徐徐而为、治根治本，切忌急功近利，须遵循辨证施治、因人而异的原则，不能肆意夸大某一味药、某个方子的疗效，医疗机构要跟广大患者讲清楚这一点。

贴三伏贴是医疗行为，一定要请专业医生操作。而今人们热追"三伏贴"，特别需要正规医疗机构安排人手，备足药料，充分满足百姓的就诊需求，以防"李鬼"作乱。有关部门也要加强行业监管，严格适应证，杜绝禁忌证，处置好常见不良反应。如果药料掺假、取穴不准，贴敷效果大打折扣事小，害大家旧病未去又惹上新病就糟了。

北京市中医管理局制订并发布了《2018年北京中医药"冬病夏治三伏贴"工作方案》，进一步规范了医疗机构提供三伏贴的服务行为。小小一枚"膏药贴"，能让监管机构作为专项工作来抓实，值得点个赞。

有意思的是，"三伏贴"热，反映了中医深厚的群众基础，也折射出中医"现代化"的尴尬处境——皮肤起水疱，有人就说这是一种不良反应，还有人担心三伏贴有毒。其实，三伏贴也叫作发疱灸，起疱是很正常的；贴敷疗法是经皮给药，

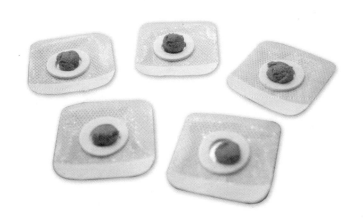

很少通过肝脏、肾脏代谢，不良反应小。千百年的实践，足以使三伏贴疗效经得起检验。问题是，就像电影《刮痧》的剧情——由于文化差异，外国人容易对中医产生误解；少数国人对中医的不解、质疑甚至否定，根源在于对传统文化的生疏，缺乏对岐黄之术的客观认识。消除文化上的"隔阂"，打通认识上的"梗阻"，非中医药一己之力所能及，需要用更大力度弘扬传统文化，用文化厚植中医药发展的沃土，同时提高人们对中国传统文化的了解和认同，从"供、需"双侧输入营养，为中医药这棵大树固本培元，使之根深叶茂，荫护更多人。

三伏贴火起来，并非偶然，这意味着中医药"上工治未病"的理念正越来越得到认可，它切合了世界医学从"以疾病为中心"向"以健康为中心"的转变。中医界应该好好研究三伏贴成为"时尚"的窍门。中医能不能火起来，还是要在疗效上做文章、下功夫，用好的疗效赢得老百姓信任。未来还要努力实现中医创造性转化、创新性发展，让中医"流行"起来，为健康中国助力。

中药禁忌如何讲明白

2018年5月，国家药监局发布公告，决定对柴胡注射液说明书增加警示语，并对不良反应、禁忌、注意事项等进行修订，在禁忌项下，还特别增加"儿童禁用"。

提起柴胡注射液，很多人并不陌生。柴胡注射液是世界上首个中药注射剂品种，有70多年的临床应用史。此次修改说明书，一个不容回避的事实是，儿童使用注射液不良事件高发。2017年儿童药品不良反应事件报告显示，在涉及的药品剂型分布中，注射剂占83.5%，明显高于总体报告中注射剂的构成比。儿童不是缩小版的成人，成人能用的药，儿童不一定能用。这也为中药安全性研究敲响了警钟。

中药有绿色、不良反应小等特点。历年全国药品不良反应监测数据显示，化学药品的不良反应事件占八成以上，而中药不到两成。但有人认为，中药有毒，伤肝、伤肾甚至致癌。如此以讹传讹，抹黑中药，其原因在于，中药在安全研究上有历史欠账。西药的说明书、不良反应能列好几页，禁忌能写好多条，注意事项有好多款，而对于多数中药而言，无论是不良反应、禁忌，还是注意事项，只有四个字：尚不明确。如此语焉不详的说明书，说不清，道不明，无法满足公众用药的知情权。

有人说，中药不良反应"尚不明确"，就是找不到不良反应，恰恰说明了中药的安全性。其实，中药的安全性主要体现在临床禁忌上。一是量的禁忌。中医"用药如用兵"，并非多多益善，而是精准药量，确

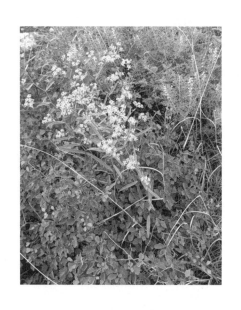

保用药之利而去药之弊，防止药的偏性将人体纠偏。二是证的禁忌。使用中药的关键在于辨证论治。感冒有风寒感冒和风热感冒的区分，风寒感冒的人吃了治疗风热感冒的药并不管用。以柴胡为例，作为清热解表药，对于其他热型的病人使用就不灵，对症治疗才安全。三是人的禁忌。相同的疾病在不同的人身上症状不同，用药也不同，千人千方。20世纪50年代，著名中医蒲辅周治疗流行性乙型脑炎（简称"乙脑"），167个病人，他开出了98个方子。他的弟子、国医大师薛伯寿开了1万多个方子，如果考虑剂量在内，几乎没有相同的两个方子。

有人问，中药在中国人身上试验几千年，为什么还要小白鼠点头？因为中药临床的禁忌，并没有转化为药品不良反应的应用。中药安全性研究一直是中医药的短板。中医古籍浩如烟海，封存在无数医案中的用药禁忌，如同散落的珍珠，找不到一根串起来的线。深入研究中药不良反应发生机制，亟待大数

据、云计算、人工智能等现代科技助力，形成中药安全性评价的新体系。

药之害在医不在药。中西药都有不良反应，关键是合理使用。医生用药不合理，不能归咎到药品上。近年来，在中药不良事件中，中药注射液剂型问题占比超过50%。除了注射液剂型安全风险高之外，主要在于一些医生的处方不对路。有统计数据显示，70%～80%的中成药是由西医开的。一些西医不注重辨证施治，不熟悉中药温、热、寒、凉的药性，容易出现药品不良事件。目前，简单地禁止西医开中药不太现实，最好的办法是，让开中药的西医学习中医原理和知识，接受规范的"西学中"培训，科学合理地使用中药。

药品是一把双刃剑，用好了是药，用不好是毒。盼望更多医生合理使用中药，减少药品不良事件发生，让患者吃中药能更放心。

低价药为何频频"玩失踪"

市场瞬息万变,药价不能"定"起来,而要"动"起来。只有更好地发挥市场机制的作用,实行药品动态定价,低价药才能重回市场。

2017年5月,笔者去买止咳药二陈丸。此药由陈皮、半夏、茯苓、甘草四味药组成,价格不过20元。结果,跑遍了附近药店,得到的答复都是好几年没货了。

不只是二陈丸,近年来低价药频频"玩失踪"。1元1支的氯霉素滴眼液、2元100片的复方新诺明、3元1盒的牛黄解毒丸、几元一盒的氟哌酸、8元100片的牙周灵片等,几乎在市场上销声匿迹了。这些药品价格虽低,但疗效确切,"好用不贵",得到老百姓的广泛认可,市场需求量巨大,因此它们的短缺备受关注。

明明百姓有需求,为啥企业不生产?在广东药品交易中心发布的一张清单上,有多达1004个品类的药品断供,导致患者无药可用。药品中了标,企业不是不想供货,而是没法生产,因为生产成本与中标价格相差悬殊。以葡萄糖注射液为例,成本价1.8元,中标价1.2元,这意味着只要生产出来就亏损,企业不供货,只能上"黑名单"。辛辛苦苦中的标,却成了"烫手山芋"。

药品是特殊商品，病人有刚性需求。为了防止低价药品消失，政府该出手时就得出手。2016年，国家发展和改革委员会（以下简称"国家发改委"）出台低价药清单，允许低价药在合理范围内涨价，一些低价药品重回市场。2007年，北京推行医药分开综合改革，原价30多元的速效救心丸，经过招标价格涨到39元。虽然一盒涨了9元多，却保障了市场供给，让老百姓不再为买救命药犯愁。尽管政府干预有效果，但不能过度依赖这只"看得见的手"。要想从根本上解决问题，必须用好"看不见的手"。

药品短缺主要是因为定价不合理，企业停产是一种本能反应。只要药品成本价高于市场定价，低价药就会难寻。按照市场经济规律，一旦原料涨价，药品价格也应上浮。例如，在各省药品采购过程中，中标价格参考的平均价、入市价和议价往往是过去4～5年的数据，但生产成本尤其是原材料的成本却在逐年上涨。以维生素B_1为例，以前1千克的价格是230元，现在超过1800元，有时候甚至到2000元。再加上新版GMP标准认证、一致性评价等政策影响，企业对车间、产品的升级改造，也推动了药品成本上升。然而，对于价格的动态变化，政府部门往往很难准确及时地掌握。也就是说，药品一旦以低价中标进入医保支付体系，在几年之内，即使成本上涨也无法根据市场情况及时调整价格，只能断供。短缺的后果是患者四处找药，黑市价格借机狂飙。例如，治疗肝豆状核变性疾病的青霉胺价格不到10元，却被炒到近100元。集中采购的目的是让百姓买到好用不贵的药物，但如果无视经济规律，用守株待兔的办法管理药价，低价药难保不消失。

精华编　JING HUA BIAN

市场瞬息万变，药价不能"定"起来，而要随之"动"起来。只有随行就市，实行药品动态定价，低价药才能重回市场。同时，建立严格的成本监测体系，增强定价过程的公开化，这样既可防范制药企业虚报成本，又能保障低价药物的合理成本。医疗机构可参考周边省份价格，与生产企业谈判形成供货价。

构建科学的药品定价机制，是医改的重大课题。政府部门应告别"救火式"思维，更好地发挥市场机制的决定性作用，保障百姓用药需求，让低价药不再成为"传说"。

中药注射剂能不能放心用

中药注射剂在临床上使用广泛，具有独特的优势。但是，因其成分复杂，屡次发生不良反应事件，引发公众的信任危机。

在2012年中药注射剂风险控制专题座谈会上，原国家食品药品监督管理总局相关负责人、中医专家和中药企业代表对此进行了深入探讨。

中药注射剂是高危品种吗？安全性再评价是否苛刻？临床使用如何保障其安全性？

中药注射剂安全吗

2011年，全国共接收药品不良反应报告85万份，比2010年的69万份增长23%。国家食品药品监督管理总局原药品评价中心副主任杜晓曦分析说，84%的不良反应报告来自化学药，15%左右是中药。相关报告里，化学药与中药连续3年都是这样的比例。注射剂在化学药中占58%，在中药中占49%。总的来说，注射剂剂型比非注射剂剂型的风险要高。

杜晓曦说，2011年，收到中药注射剂的不良反应报告65000多份，增长了35%。其中严重报告增长34%，死亡报告基本持平，中药注射剂安全性不容乐观。

中药注射剂在我国已经有70年的应用历史，在心脑血管、肿瘤等疾病领域疗效显著，被医院广泛使用。目前，我国中药注射剂共计141个品种，400多家生产企业。2006年"鱼腥草注射剂事件"之后，国家对中药注射剂安全问题的关注达到了前所未有的高度。2009年7月，国家食品药品监督管理总局下发《关于做好中药注射剂安全再评价工作的通知》，全面开展生产及质量控制环节的风险排查，切实控制中药注射剂安全隐患。

国家食品药品监督管理总局安全监管司副司长颜敏说："3年来，中药注射剂整体的安全性水平得到了较大提高，没有发生特别严重的质量事故，取得了预期的效果。"

张伯礼院士说，出现不良反应不可怕，需要认真分析其属于哪一类。例如，丹红注射液在俄罗斯做临床试验，相关研究人员说不良反应率达到20%。经调查发现，病人用药后打嗝儿，他们也说是不良反应，其实病人打完嗝很舒服。患者脸发热，这种药效作用带来的反应，完全是可知的、允许存在的，他们也说是不良反应。

张伯礼说："中药很多是类过敏反应，不是真正的过敏反应。类过敏反应能不能早期诊断？类过敏反应能不能预知？导致类过敏反应的物质是什么？类过敏反应体内的病理过程是什么？我们中药所将成立一个团队，专门针对中药注射剂的类过敏反应，真正把这个问题研究透。"

不良反应如何减少

3年来，国家各级药品监督管理部门对中药注射剂开展的检查达3000多次，742个批准文号处于停产状态，基本上占总数的一半，一些无法控制风险的生产企业主动停止生产。

颜敏介绍，目前，将近有100家生产中药注射剂的企业停止生产了，有30多个品种没有企业生产。撤销了人参茎叶总皂苷注射液和炎毒清注射液批准证明文件，淘汰了这两个药品。随后还会有一些品种和涉及企业被淘汰。

13个新的中药注射剂标准已经公布。通过全面标准的提高，应该说中药注射剂品种的可控性和经济性都提高了，产品质量和安全有了一定的保障。

"很多人提出，对中药注射剂的要求越来越苛刻。"专家认为，这种严格管理，最终来说受惠的是企业，是老百姓。

杜晓曦指出，中药注射剂不良反应发生率和多种因素有关。中药中所含的成分过于复杂，单味中药材中化学成分从几十种到几百种不等，难以分离、提纯，仅依靠目前所拥有的技术手段，还不能完全弄清其中的有效和有害成分。

部分企业代表呼吁，对中药注射剂推行"提高与淘汰"并重管理模式。实行"优质优价"评审，对获评的企业和品种，由药品监管部门公布其执行的质量标准，并按这一标准进行监管，未能达标的品种，取消其"优质优价"资格，让质量更优的品种占有更大的市场份额，从而在总体上降低不良反应的发生率。

专家表示，中药注射剂是几千年来中药剂型的突破性创新。应制订合理、完善及渐进的产业政策，使中药注射剂能够逐步淘汰落后的品种，提高市场准入标准，鼓励采用高新技术手段，消除安全隐患，实现中药现代化，增强中药国际竞争力。

临床使用应注意啥

中药注射剂含杂质较多，其引发的不良反应临床表现多样、轻重不一，主要包括过敏反应、消化道反应、输液反应等。有数据显示，在中药注射剂不良反应报告中，合并用药的占25%。

如何使用中药注射剂才能减少或避免不良反应的发生呢？

"过去中药注射液不良反应的80%甚至90%都源于不合理使用。"张伯礼说，现在不合理使用的情况已大大减少，但是在基层，特别是在农村，还有好几个药放在一起用的情况。真正合理用药后，不良反应率会大大降低。

杜晓曦介绍说，中药注射剂加强安全监管，可借鉴国际经验。在日本，对于药物的不良反应有监测制度、再审核制度和再评价制度，80%以上的处方需要被监测。在英国，有黄卡制度和绿卡制度，还有药品公开出版物专门报告药物的一些不良反应。美国的监测体系有自愿报告和强制报告体系，在临床上不断对各品种进行临床不良反应监测。

"实际上，说明书就是一个防火墙，保护了企业，保护了医生，也保护了老百姓。"张伯礼表示，要加强中药注射剂风险控制，除了开展临床不良反应研究外，修改和完善药品说明书也是重要环节。普遍展开安全性再评价后，要把所有的结果落在说明书上。应该经常修订说明书，发现新的问题，随时修订上来，提醒临床医生注意合理使用。

2017年，国家食品药品监督管理总局正组织对注射用双黄连、参麦注射液、鱼腥草注射液、鱼金注射液等开展综合性评价，将根据评价结果完善提高其工艺和质量标准，修改完善其说明书。

专家强调，严格按照药品说明书上的用法用量，按照规定的浓度配液，不要随意加大剂量。中药注射剂不宜与西药同时使用，以免两者之间有配伍禁忌，发生不良反应。同时，在使用过程中，密切观察患者的反应，加强用药监护和应急抢救准备。

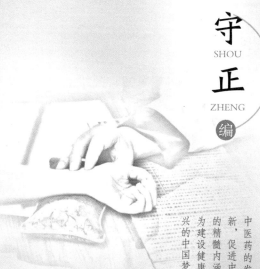

守正 SHOU 正 ZHENG 编

中医药的发展，任重而道远。传承精华，守正创新，促进中医药传承创新发展，挖掘中医药宝库中的精髓内涵，彰显其防病治病的独特优势和作用，为建设健康中国贡献力量，为实现中华民族伟大复兴的中国梦提供健康动力！

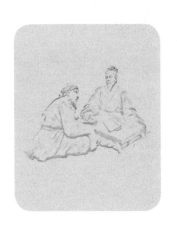

守正创新，如何让中医药永远姓"中"

乘新时代春风，中医药振兴发展进入一个前所未有的高光时刻。

2019年10月26日，《关于促进中医药传承创新发展的意见》发布，这是以中共中央和国务院名义发布的第一个中医药文件。全国中医药工作大会刚刚结束，这次大会是中华人民共和国成立以来第一次以国务院名义召开的全国中医药大会。习近平总书记做出重要指示，李克强总理作做出批示。这些具有标志性的事件昭示着，中医药迎来天时、地利、人和的大好时机，将开启传承创新发展的新征程。

习近平总书记强调，中医药学包含着中华民族几千年的健康养生理念及其实践经验，是中华文明的瑰宝，凝聚着中国人民和中华民族的博大智慧。传承创新发展中医药是新时代中国特色社会主义事业的重要内容，是中华民族伟大复兴的大事。中华人民共和国成立70多年来，党和政府高度重视中医药工作，特别是党的十八大以来，以习近平总书记为核心的党中央把中医药工作摆在更加突出的位置，中医药改革发展取得显著成绩。

一株小草改变世界、一枚银针联通中西、一缕药香跨越古今……中医药为中华民族繁衍昌盛做出了卓越贡献，也对世界文明进步产生积极影响。如何切实把中医药这一祖先留给我们的宝贵财富继承好、发展好、利用好，成为每个中国人不容回避的时代考题。

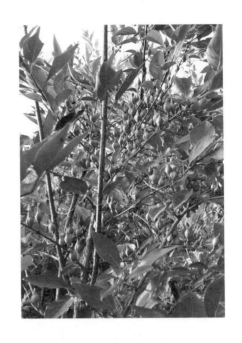

今天，有一个声音，依然推动着中医药界的反思。被追授"全国中医药杰出贡献奖"的已故国医大师邓铁涛，曾这样自嘲："中医薪火不传，我们就是一代'完人'了，'完蛋'的人。"邓老的尴尬，折射出中医药传承创新发展中的困惑。中医药人才青黄不接，使中医出现不姓"中"的倾向。不会把脉，不会开方，不再坚持中医思维，名为中医，实质是西医。坚持中医原创思维，坚持"守正"，纠正离宗的传承，中医药才能薪火相传，生生不息。

让人们方便看中医，放心用中药，"守正"才能让"国粹"传承不走样。近年来，重金属超标，农药残留超标，以假乱真、以次充好，道地药材不道地。国医大师周仲瑛感叹"中医将亡于药"。治病救人的中药都"病"了，中医如何能上演妙手回春的传奇？中药产业应坚持"守正"，保持道地性，不因炮制之繁而省人力，推动中药质量提升和产业高质量发展，中药材回归绿色，迈上无公害的正道。

中医药难"守正"，导致特色优势不再，原因在于"以西律中"。今天的中医被要求用西医的标准来验证，中药有效性需要按西药的方法来评价。中药西管，以成分论英雄，逼退了不少"灵丹妙药"；中医西化，以执业医师资格证为门槛，难倒了不少能看好病的民间中医。中医、西医分属两种不同的医学，却要用西医的"鞋子"来衡量中医的"脚"，导演了现代版的"削足适履"。此外，我国中医管理机构多隶属于西医，管理机构"高位截瘫"，到基层就断了腿，用西医的方法管中医，结果是中医成为短腿，中西医无法并重只能并存。坚持中西医并重，要真正实现"一碗水端平"，激发中医从业者的热情，培植中医发展的沃土，努力传承中医药宝库中的精华。

然而，只守正，不创新，死捧老祖宗的金饭碗，只能越吃越穷。中医药要想老树开新花，唯一的出路就是创新。实际上，中医药的发展史就是一部创新史。从秦汉时期《黄帝内经》奠定中医理论体系，到明清时期温病学的产生；从中医典籍中焕发新生的青蒿素，到将传统中药的砷剂与西药结合治疗急性早幼粒细胞白血病……创新，始终是推动中医药发展的根本动力。"传承不泥古，创新不离宗"，正确处理好守正和创新的关系，遵循中医药发展规律，发挥好中医药原创优势，才能把中医药这一祖先留给我们的宝贵财富继承好、发展好、利用好。

中医药的发展，任重而道远。传承精华，守正创新，促进中医药传承创新发展，挖掘中医药宝库中的精髓内涵，彰显其防病治病的独特优势和作用，为建设健康中国贡献力量，为实现中华民族伟大复兴的中国梦提供健康动力！

遵循规律，如何让中医药根深叶茂

"要遵循中医药发展规律"，习近平总书记对中医药工作做出重要指示。回望近百年来，在西医学的强烈冲击下，中医药学不同程度地存在着背离原有自身发展规律的现象。中医药一旦背离了自身规律，精华不传，无法守正，更谈不上创新，特色逐渐弱化，最终导致西医化。历史上之所以产生废医验药、中医存废之争，很大程度上是因为没有充分认识到中医药的本质，偏离了中医药的自身规律。过去如此，现在如此，将来也是如此，中医药发展规律必须遵循。我们看待中医、研究中医、运用中医、推广中医，必须始终保持中医药的特色和优势，健全遵循中医药规律的治理体系，推动中医药按照自身的规律不断发展。

遵循中医药规律，推动内涵发展。道法自然、天人合一、阴阳平衡、调和致中、辨证论治等中医基本理论，包含着中华民族最基本的文化基因。中华兴、中医兴，中医兴、中华兴。营造文化氛围，不断接受传统文化的滋养，中医药才能"根正苗红"。中医在民间，高手在民间，不少秘方、验方和诊疗技术面临失传的风险。把藏在古籍、散在民间、融在生活中的中医药技术发掘出来，收集保护起来，原汁原味地传承下来，让这些散落的珍珠为人类健康造福。让人们方便看中医，放心用中药，"国宝"传承不走样，至关重要的是保持其特色内涵。

中医药在发展过程中，兼容并蓄，创新开放，形成了独特的生命观、健康观、疾病观、防治观。这些特色是长期积淀形成的，是中医药生存发展的根基。立足根基，挖掘精华，探究规律，中医药发展才能根深叶茂，岐黄之术方能生生不息。

遵循自身规律，并不意味着自我封闭，更不是墨守成规。开放包容同样是遵循自身规律的题中应有之义。融合再多的学科，拥有再高的科技含量，离开中医药的主体地位，丢掉中医药原创思维，只是徒具其表，名为中医，实为西医。唯有遵循发展规律，开放包容，为中医药插上现代化的翅膀，借助互联网平台，推动中医药创造性转化、创造性发展，古老的中医药才能历久弥新。

遵循中医药发展规律，改革管理体系是当务之急。中医学和西医学虽有共通之处，但诊治思维不同、防治手段各异，在管理上应该有所区别。管理体系的改革，始终要以有利于发挥中医药的特色优势、有利于提升中医药疗效、有利于满足人民群众对中医药健康服务的需求作为衡量标准。遵循中医药内在的发展规律，要作为政策制订的出发点和落脚点，建立符合中医药特点的管理制度。如果简单套用西医管理模式，就可能导致"水土不服"，难以适应中医药事业发展的需要。在深化医改中，突出中医的系统性和整体性，把中医药特色优势用制度、标准、规范固定下来，杜绝"以西律中"，避免"削足适履"，留住中医药发展的根，坚持中医药姓"中"。

发祥于中华大地、植根于中华文化的中医既是古代的，也是现代的，更是未来的。当前，中医药发展站在新的起点上，遵循其自身发展规律要贯穿始终，传承精华，守正创新，走出一条符合中医药特点的发展道路，实现高质量发展，服务新时代，助力新征程。

传承创新，如何为中医药注入源头活水

"传承精华，守正创新"，习近平总书记对中医药工作做出重要指示。传承创新发展中医药是新时代中国特色社会主义的重要内容，是中华民族复兴的大事。口传心授数千年，简便验廉的中医药，在汇入时代发展大潮的激荡中出现了传承不足、创新不够、作用发挥不充分的问题。

国之所需、民之所急，是中医药发展的方向。满足人民群众对美好生活向往的中医药需求，努力实现百姓方便看中医、放心用中药，亟须处理好传承与创新的关系，破解中医药传承不足、创新不够的痼疾。传承是为了保根，没有传承就不是正本清源的中医药学；创新是为了提升，没有创新就不是与时俱进的中医药学。不善于传承，创新就没有基础；不善于创新，传承就缺乏动力。也就是说，传承创新是推动中医药高质量发展的核心所在。"传承不泥古，创新不离宗"，在传承中创新，在创新中传承，中医药才能遵循发展规律不断前行。

传承精华，让中医药发展源远流长。中医药精华，沉淀在汗牛充栋的中医古籍中，体现在历代中医大家的临床实践中，散落在疗效显著的民间中医奇方中，这是中医药学深厚的根基，也是事业发展的命脉。而传承不足的问题让多种中医技艺面临失传，让中医医道艰难延续。深入挖掘中医药宝库中的精华，让这笔财富在新时代"增值"，就要培养中医"专才"，让"瑰宝"代代相传。中医药人才辈出，中医药事业才有生机，发展才有后劲。院校教育是中医药人才的主阵地，经典是中医人才的"源头活水"。但院校教育存在着不同程度的中医教育西化、中医思维薄弱、中医技能缺失等问题，导致传承困境。师带徒，出名医，中医独具特色的技艺需要活态传承。中医临床功夫、中药炮制工艺，主要靠师徒一代一代的口传心授。师承教育能为草根中医打开一扇门，让岐黄之术薪火相传。因此，以"个性化"为特征的师承教育，与以"标准化"为特征的院校教育相结合，将传统教育的精髓融入现代教育体系之中，构建适应新时代的中医教育体系，把传承工作做深、做实、做透，为中医药发展大厦打下最坚实的人才之基。

现代疾病谱的变化、新发传染病的挑战、慢性非传染病井喷……秉承着原创思维的中医药学，需要源源不断地注入创新"活水"，亟待在新的领域取得新突破。当前，大数据、人工智能等先进技术为中医药研究突破提供有力支撑；多学科、跨行业、海内外合作为加快中医药现代化发展带来广阔空间。传承数千年的中医中药，迎来了前所未有的创新发展"新路径"。创新渐欲迷人眼，写在中医药发展旗帜上的不只是创新，更为重要的是要铭记"守正"，保持乱云飞渡仍从容的定力。不能因为创新而忘记"守正"，也不能因为"守正"而不去创新，中医药的发展方向不能偏，新瓶依然要装旧酒，中医中药要姓"中"。

中医药学是中华民族的伟大创造，是中国古代科学的瑰宝。遵循中医药发展规律，传承精华，守正创新，才能把中医药这一祖先留给我们的宝贵财富继承好、发展好、利用好，为建设健康中国贡献力量，为实现中华民族伟大复兴的中国梦提供健康动力！

中西医并重，如何让中华瑰宝重焕光彩

　　"坚持中西医并重，推动中医药与西医药相互补充、协调发展。"习近平总书记对中医药工作做出重要指示，肯定了中医药和西医药相互补充、协调发展的中国特色卫生健康模式，为做好新时代中医药工作指明方向。

　　坚持中西医并重，关键是二者相互补充。中医药在历史发展进程中，兼容并蓄，创新开放，形成了独特的生命观、健康观、疾病观、防治观，蕴含了中华民族深邃的哲学思想。20世纪以来，西学东渐，强势而来的西医药学反客为主，成为我国主流医学。在强势的西医面前，"不科学"的中医被审视、被改造，甚至沦落到被废除的边缘。其实，中医与西医治疗理念不同，分属不同的医学体系。中医重整体，治疗原理是"坚盾"，提升人体自身免疫力，治的是"病的人"。西医重局部，治疗原理是"利矛"，将侵入人体的病毒、细菌斩尽杀绝，治的是"人的病"。中医、西医各有所长，各有侧重，没有必要分高低、论长短，二者不是对手，共同的敌人是疾病。治疗某种疾病，因人制宜，一种医疗手段也好，两种医疗手段并用也好，一切以病情的需要为中心。无论中医还是西医，都不能包治百病，都没有"万能神药"。特别是在治疗疑难疾病上，"单打独斗"难以取得令人满意的效果。人类的健康，需要中西医联手创造。

坚持中西医并重，前提是二者协调发展。中医药学与西医药学相互借鉴，已经成为中国特色医药卫生与健康事业的重要特征和显著优势。在西医蓬勃发展的同时，中医却日渐衰落。无论是执业医生人数，还是医疗机构的数量，西医一家独大，医疗服务的天平越来越向西医倾斜。中医、西医谈不上并重，能够并存就算不错。西医腿长，中医腿短，中西医无法一碗水端平。当前，腿短的中医跟不上腿长的西医，中西医的差距进一步拉大，政府亟待加大对中医的扶持力度，重点落实对中医事业的投入政策，建立持续稳定的中医发展多元投入机制，完善中医药价格和医保政策，给长期"失血"的中医"输血"，逐渐增强其"造血"功能，构建覆盖全民和全生命周期的中医药服务体系，实现中医、西医"齐步走"。

坚持中西医并重，要保障二者地位平等。《中医药法》规定："我国大力发展中医药事业，实行中西医并重的方针，建立符合中医药特点的管理制度，充分发挥中医药在我国卫生事业中的作用。"在现实中，一些地方中医服务体系不够完善，基层服务能力相对薄弱；一些部门简单套用西医药评价中医药……凡此种种，皆因管理体制机制不完善、不健全。实现中西医并重，重点是改革完善中医药管理体制，制定体现中医药自身特点的政策和法规体系，实现分类管理、分业运营，改变长期以来的中医西管模式，维护好中医药生存的独立性。值得一提的是，落实中西医并重，要纳入国家中医药综合改革示范区建设。综合改革强调的不是一招一式，而是系统性、集成式改革，打出一系列组合拳，以"一马当先"带动"万马奔腾"，以一域服务全局，形成更多可复制、可推广的经验和制度，期望为新时代中西医并重探出新路。

医道中西，各有所长，关键是全面落实中西医并重的方针。坚定文化自信，用开放包容的心态促进传统医学和现代医学更好地融合，把发展中医药摆在更加突出的位置，找准中西医并重的着力点，实现高质量发展，打造"中医有特色，西医不落后"的中国特色医药卫生与健康事业，让中华文明瑰宝重焕光彩。

中医优势，如何为健康中国贡献力量

"充分发挥中医药防病治病的独特优势和作用，为建设健康中国、实现中华民族伟大复兴的中国梦贡献力量。"习近平总书记对中医药工作做出了重要指示。

我国历代屡经天灾、战乱和瘟疫，一次次转危为安，人口不断增加，文明得以传承。中医药学以其独特的生命观、健康观、疾病观、防治观呵护着中华民族。进入新时代，应如何彰显中医药独特优势和重要作用，助力健康中国?

中医药的独特优势和作用，体现在方便老百姓看中医。人民健康是民族昌盛和国家富强的重要标志。当前，卫生健康工作由"以疾病为中心"向"以健康为中心"转变，这不仅带来了要求更高、覆盖范围更广的全民健康需求，也带来了全方位、多层次的中医药服务需求。中医药学是整体医学，也是健康医学，融预防保健、疾病治疗和康复为一体，契合健康中国行动理念。不治已病治未病，中医药理念体现在"预防为主"，倡导"我的健康我做主"，当好自己的保健医生，能够提供覆盖全生命周期的健康服务。但在现实中，中医药服务体系不健全，特别是基层服务阵地薄弱，老百姓在家门口看不上中医，想看上好中医难上加难。无论是临床实践，还是公共卫生，中医药欠缺的是制度化参与。我们应该突破"不让中医上手"的体制障碍，破解"中医插不上手"的机制制约，打通最后一千米，消除"肠梗阻"，方便老百姓看中医、吃中药，让中医药有一席用武之地。

俗话说，药对方，一碗汤。若药不灵，纵然切脉准、方子好，中医的疗效也无法发挥。当前中药质量良莠不齐，以假乱真，以次充好。中药不能当庄稼种，更不能当农作物管。种植是中药产业的"第一车间"，应该"推进规模化、规范化种植"，让中药产业尽快告别小农经营。药品安全是监管出来的，更是生产出来的，要落实中药生产企业主体责任，逐步实现中药重点品种来源可查、去向可追、责任可究。"炮制虽繁必不敢省人力"，"各地各法"导致饮片炮制标准不统一、质量标准不统一，应该"健全中药饮片标准体系，制订实施全国中药饮片炮制规范"，统一标准、统一规范，让不法商贩无计可施、无机可乘，让道地药材更道地，人民群众的药匣子才会

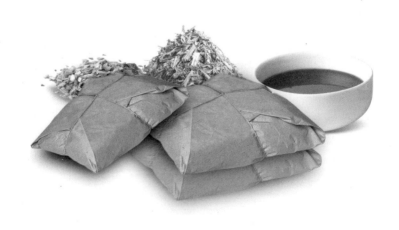

更安全。

中医药的独特优势和作用，体现在加快推进其现代化、产业化。"一抓一大把，一熬一大锅，一吃一大碗"，传统医药不能驻足停留，迎接时代挑战，现代化是中医药历久弥新的不二法门。与跨国药企相比，产业集中度低、工艺落后等弊端是我国中医药发展的短板，产业化是传统医药融入现代生活的必由之路。中医药贯通一、二、三产业，是我国潜力巨大的经济资源、具有原创优势的科技资源，面临全球需求巨大的健康产业需求，有望培育成为战略性新兴产业。目前野生中药材资源破坏严重，部分中药材品质下降，影响中医药可持续发展，亟待推动中药全产业链发展。推动中医药产业升级，营造平等参与、公平竞争的市场环境，需要产、学、研、用一体化发展，以各方的全面合作，实现富有效率的协同创新。把老祖宗留下的宝贵财富"用起来"，让原创的科技资源"活起来"，不断激发中医药发展的潜力和活力，就能推动我国生命科学实现新突破。

发展中医药是济世利民、造福人类的事业。我们当前要遵循中医药发展规律，彰显在疾病治疗中的优势，强化在疾病预防中的作用，提升中医药康复特色能力，以人民健康为中心，打造中医药和西医药相互补充、协调发展的中国特色卫生健康发展模式，为实现中国梦注入源源不断的健康动力。

走向世界，如何让"中国处方"造福人类

《黄帝内经》《本草纲目》被联合国教科文组织列入世界记忆遗产名录，中医针灸、藏医药浴法被列入人类非物质文化代表作名录，火罐烙印风靡里约奥运会，川贝枇杷膏海外走红……走出去的中医药，并非一帆风顺。作为最能体现中国文化的代表性元素，中医药要成为国际"通用语言"，才能堂堂正正走向世界。

"推动中医药走向世界"，习近平总书记对中医药工作做出重要指示，推动中医药开放发展，对于弘扬中华优秀传统文化，增强民族自信和文化自信，促进文明互鉴和民心相通，推动构建人类命运共同体具有重要意义。

推动中医药走向世界，开放发展至关重要。《中国的中医药》白皮书介绍，中医药传播到世界上183个国家和地区。但在不少国家，中药不能以药品的身份进口，只能以保健品、食品的名义走出去。走向世界，面临的不只是文化的差异，还有疗效的质疑，以及难以逾越的标准壁垒。中药走向世界，绝不是敲锣打鼓那么容易，融进去就更难。知难而退，中医药不去拥抱世界，不去迎接国际化的挑战，不仅会丧失广阔的市场，甚至会丧失国际评审、行业标准的参与权、话语权，最终难逃

"被国际化"的命运。因此，中医药必须主动出击，参与国际标准的制订，用无可争辩的疗效说服人，这样走出去才"有戏"。走出去不是为了漂洋过海，中医药决不能重复过去的老路，不能把中药当草卖，当务之急是提高产业附加值，降低资源消耗，从"卖草"向"卖药"转变，推动高质量发展。以《中医药法》的颁布和国务院印发《中医药发展战略规划纲要（2016—2030年）》为标志，发展中医药上升为国家战略。中医药迎来天时、地利、人和的大好时机，吹响了中医药高质量发展的号角。走向世界，凭的是实力，靠的是疗效。如此，中医药方能行稳致远，"中华瑰宝"有望为全球共享，我们的朋友圈就会越来越大。

推动中医药走向世界，为人类健康贡献"中国处方"。中医药是中国的，也是世界的。重视整体、注重"平"与"和"、辨证论治……中医药独特的健康观、生命观、疾病观和防治观，越来越受到世界各国的青睐。中医药走出去，不只是为了"看世界"，而是世界需要中医药，中医药要去解决人类面临的共同健康难题。中医药发祥于中华大地，在不断汲取世界文明成果、丰富发展自己的同时，逐步传播到世界各地。我国向世界卫生组织赠送针灸铜人雕塑，传统医学正式被纳入《国际疾病分类第十一次修订本（ICD-11）》，中医药正快步融入国际医药体系，在全球卫生治理中扮演

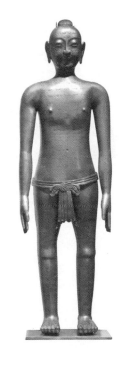

守正编

SHOU ZHENG BIAN

着越来越重要的角色。乘开放发展东风，传统医学振兴发展，正在成为深受全球人民欢迎的"中国处方"。

推动中医药走向世界，要做好"民心相通"的大文章。中医药学"是打开中华文明宝库的钥匙"。传统医药是优秀传统文化的重要载体，在望、闻、问、切中增进了解，传递友谊，中医药这把"钥匙"最易于为国外民众认同，促进文明互鉴。"传统医学是各方合作的新领域""为加强两国人民心灵沟通、增进传统友好搭起一座新的桥梁"，将其纳入构建人类命运共同体和"一带一路"国际合作内容。近年来，在"一带一路"倡议的带动下，我国与许多国家和地区建立了中医药海外中心，成为讲好中医药故事、展示中医药魅力的窗口。2000多年前，中医药是古代丝绸之路上的重要组成部分。今天，中医药走向世界，促进中华文明的传播和世界文明的交流，让不同的文明相融合，共同发展。擦亮中医药这张亮丽的中华文化"名片"，将打开中国走向世界的另一扇门。

一株小草，改变世界。"青蒿素是传统中医药送给世界的礼物。"我们要继承好、发展好、利用好传统医学，用开放包容的心态促进传统医学和现代医学更好地融合，推动中医药高质量发展，促进新时代中医药传承创新发展，为实现人人享有健康的美好愿景贡献中国智慧。

中医药如何书写传承创新发展新篇章

"中医药学是中华文明的瑰宝，也是打开中华文明宝库的钥匙。"习近平总书记高度重视中医药工作，要求把中医药工作摆在更加突出的位置。

在北京，中国中医药循证医学中心成立，建成国际认可的具有中医药特色的循证医学研究协作网络，肩负起促进循证医学与中医药学融合发展的重大使命。

在上海，国际标准化组织中医药技术委员会制订推广中医药标准，推动建立以中医药为代表的传统医学国际标准体系，引领中医药国际标准制订的主导权。

在广东，落实《粤港澳大湾区发展规划纲要》，建设横琴粤澳合作中医药科技产业园，打造助力中医药走向世界的高水平、高科技载体和平台。

党的十八大以来，广大中医药工作者同题共答高质量发展的时代考卷，努力全方位、全周期保障人民健康，促进中医药传承创新发展，不断提升中医药在健康中国建设中的贡献率，中医药改革发展取得了显著成绩。

传承：中医药教育新格局初步形成

在6位国医大师的见证下，26位弟子向中国中医科学院广安

守正编

SHOU ZHENG BIAN

门医院主任医师路志正行拜师礼。年近百岁的路志正是首届国医大师，至今还在出诊带徒。他鼓励徒弟们要"精研经典，勤于临床；同门一心，重振岐黄"。

师带徒，出名医。中医药师承教育独具特色，是中医药人才培养的重要途径。全国老中医药专家学术经验继承工作项目至今已开展6批。在国务院学位委员会的支持下，从第四批开始，符合申请专业学位条件的继承人可申请中医专业学位，首次实现了师承工作与专业学位的衔接，以院校教育为主体、师承教育为特色的中医药教育新格局初步形成。

北京中医药大学等多家中医药院校开展"中医经典知识等级考试"，考试内容是《黄帝内经》《伤寒论》《金匮要略》《温病条辨》，提升中医专业人才学术水平。中医教育不断尝试将传统教育的精粹融入现代教育体系之中，构建适应现代社会发展的中医教育体系。

发展中医药，人才是根本。党的十八大以来，国家先后组织实施了中医药传承与创新人才工程、中医药传承与创新"百千万"人才工程（岐黄工程），一支由国医大师、各级名中医、中医骨干和中医执业人员组成的中医药人才队伍正日益壮大。新时代的中医药人，正在奋斗中续写传承篇章。

传承是中医药发展的根基，创新是中医药发展的动力。党的十八大以来，中医药行业共获得国家科技奖励50项，其中包括国家最高科技奖1项、国家自然科学二等奖2项、国家技术发明二等奖4项、国家科技进步一等奖6项。重大科技项目产出了一批有循证医学证据、受到国际认可和推广使用的临床研究成果。

创新：中医药事业和产业融合发展

"没想到这么快就拿到证。"浙江省杭州市江干区江傅国拿到区里发出的第一张中医诊所备案证。过去，办一张医疗机构执业许可证，要花3个月甚至半年时间。如今，由审批制变为备案制，办证最多跑一次，江傅国当天就领到了中医诊所备案证。

2017年12月1日，《中医诊所备案管理暂行办法》正式施行。这是对中医诊所管理制度的重大创新，简化了中医诊所的办理程序，提高了基层中医药服务可及性，更好地满足了群众多层次、多样化的中医药需求。截至2019年9月30日，全国已备案中医诊所13993个。

中医药学是中华民族的伟大创造，"国粹"发展要有"国法"保障。2016年12月25日，国家主席习近平签署第五十九号主席令——《中医药法》。此后，《中医诊所备案管理暂行办法》等一系列配套制度文件印发。（备注：2021年6月3日，国务院印发《关于深化"证照分离"改革进一步激发市场主体发展活力的通知》，进一步放宽社会办医审批制度，诊所行业准入制度再放宽。）

党的十八大以来，中医医疗服务体系不断健全。基层中医药服务"量"增"质"升，基层服务更加可及、可得，城乡居民看中医、用中药的获得感显著增强，为用中国式的办法解决好医改这个世界性难题贡献中医智慧。截至2018年底，全国已有98.5%的社区卫生服务中心、97%的乡镇卫生院、87.2%的社区卫生服务站、69%的村卫生室能够提供中医药服务。

传承中医药事业，发展中医药产业，需要事业和产业相融合，实现高质量发展。在四川，中医药强省建设工作领导小组和中医药产业发展推进小组相继成立，办公室设在四川省中医药管理局，统筹、协调省级20余个部门，形成中医药发展推进合力。该省推出"定制药园"，成为中药企业原料药材供应基地，列入公立中医医院中药材（含中药饮片）采购订单，医疗机构与生产企业、中药材种植基地联动汇聚，中医药事业产业融合发展。医药并举，一、二、三产业协调发展，让百姓放心看中医，放心吃中药，培育"大品种、大企业、大市场"，我国重点扶持了一批拥有自主知识产权、具有国际竞争力的大型企业，涌现出复方丹参滴丸、血塞通等年产值过20亿元的中成药品种20余个，创造了显著的社会、经济效益。

发展：彰显中医药独特作用

2019年8月，北京大兴，一场奠基仪式正在举行。中国中医科学院青蒿素研究中心将在这里落成，研究中心白色的主楼像一棵生机勃勃的青蒿。从诺贝尔奖到共和国勋章，屠呦呦主要精力仍在科研上。为了解决青蒿素的抗药性问题，她的团队提出新的治疗应对方案；为了扩大青蒿素的适应证，屠呦呦发现双氢青蒿素治疗红斑狼疮效果独特。

"要着力推动中医药振兴发展，坚持中西医并重，推动中医药和西医药相互补充、协调发展，努力实现中医药健康养生文化的创造性转化、创新性发展。"2016年8月召开的全国卫生与健康大会上，习近平总书记对发展中医药提出明确要求。

随着疾病谱的变化，慢性病成为难解方程式。从以疾病为中心向以健康为中心转变，中医药优势不断挖掘，治未病学术水平不断提高，服务方式和内容不断拓展丰富。上海市长宁区北新泾街道社区卫生服务中心，累计为40万社区居民进行中医体质辨识，提供个体化健康调养方案，门诊均次费用降低7元。据统计，全国84.75%的县级以上公立中医类医院建立了治未病科室。

18岁女孩小敏因车祸导致意识障碍，术后转院到中国中医科学院望京医院进行康复治疗。刚到医院时，女孩无法自主吞咽，不能说话、坐立。内服汤药调理，配合针灸和中药外洗治疗，她重获新生……随时介入、随时调整、简便易行的中医康复疗法备受青睐。瞄准健康需求，发展非药物疗法等中医康复技术，中医技术与康复医学加速融合。

发挥在治未病中的主导作用，在治疗重大疾病中的协同作用，在疾病康复中的核心作用，以简、便、验、廉著称的中医药不断彰显其独特优势，在开放包容中促进与现代医学的融合发展。

开放：助力各国共同应对健康挑战

2019年6月14日，习近平总书记在上海合作组织成员国元首理事会第十九次会议上发表重要讲话指出："中方愿意适时举办上海合作组织传统医学论坛，发挥传统医学优势，改善民众健康，提高医疗卫生水平。"

在第二届上海合作组织、金砖国家传统医学大会上，圣彼得堡中医院院长、北京中医药大学教授王朝阳被俄罗斯国家杜马传统医疗委员会主席授予荣誉勋章，以表彰其在俄罗斯推广传统医学上的贡献。这一勋章授予一个外国人，在俄罗斯历史上是第一次。

《中国国家形象全球调查报告2018》显示，50%的海外受访者认为，中医药是最能体现中国文化的代表性元素。

目前，中医药传播到世界183个国家和地区。中医药对外合作全方位、多角度、宽领域、高层次合作格局正在形成。

乘新时代春风，中医药振兴发展进入一个前所未有的高光时刻。我们应坚持中西医并重，在传承中创新，在创新中传承，深入发掘中医药宝库中的精华，彰显中医药的独特优势，切实把中医药这一祖先留给我们的宝贵财富继承好、发展好、利用好。历久弥新的中医药，一定能书写建设健康中国的新篇章。

如何擦亮中医文化瑰宝

树立大健康的理念，更应努力实现中医药健康养生文化的创造性转化、创新性发展，使之与现代健康理念相融相通。

中医药与西医药确实基于两种不同的哲学体系，但并非相互隔绝、不可通约，而是能够相互借鉴、彼此激荡的。

2019年，国际权威期刊《肿瘤学前沿》杂志在线发表了黄金昶团队的研究成果，中医传统的针刺疗法可以为肿瘤化疗药导航，促进肿瘤局部药物浓度提升，针刺治疗肿瘤取得新进展。这一研究成果，既证明了中医药的价值，也为中医药现代化增添了新的注脚。

不单是针刺，中医在很多领域都有着现代化应用。助力飞天，航天英雄用中医保健；拔罐走红，奥运冠军青睐中医疗法。根植于五千年中国传统文化，中医药应用平和模式对抗疾病，走的是"坚盾"的路子，提升人体免疫力，使"正气存内，邪不可干"。在治未病中的关键作用，在重大疾病治疗中的协调作用，在疾病康复中的引导作用，中医药正是凭借这些独特优势，赢得越来越多的认可。

习近平总书记指出，"中医药学是中华文明的瑰宝，也是打开中华文明宝库的钥匙""推进中医药现代化，推动中医药走向世界，切实把中医药这一祖先留给我们的宝贵财富继承好、发展好、利用好"。国家卫生与健康工作方针也明确要求"中西医并重"。树立大健康的理念，更应努力实现中医药健康养生文化的创造性转化、创新性发展，使之与现代健康理念相融相通，服务于人民健康。

擦亮中医文化瑰宝，就要更好发挥中医"治未病"在疾病预防中的作用。《淮南子》有言："良医者，常治无病之病，故无病。"中医治未病，体质是基础。体质不同，养生方法不同，体现了中医辨证论治、因人制宜的养生观。王琦提出，中医将人体体质分为9种，简称"1种平和，8种偏颇"。针对不同体质，制订个体化健康养生方案，包括情志调摄、饮食调养、起居调摄、运动保健、穴位保健等方面，公众自行操作，当好自己的保健医生，用简、便、验、廉的方式开展慢病预防，全生命周期防控。如今中医药健康管理服务纳入基本公共卫生服务范围，从治疗"一个人"到预防"一类人"，从治疗"一种病"到预防"一类病"，有助于实现向"以健康为中心"的转变。

擦亮中医文化瑰宝，就要推动中医药和西医药相互补充、协调发展。正确看待中医药现代化，既要用望远镜看到宏观的整体，又要用放大镜看到清晰的局部。医学史上，有很多中医药为现代医学研究提供启示的案例。比如说，针对抗生素使用过程中释放内毒素的问题，已故急救医学专家王今达通过优化清代王清任的"血府逐瘀汤"组方，历时30年成功研制出血必净注射液，这项中国原创研究登上了国际顶级医学期刊。事实上，屠呦呦发现治疗疟疾的青蒿素，陈竺找到治疗白血病的砒霜疗法，都是把中医药和西医药结合起来，既实现了中医药的创造性转化、创新性发展，也推动了现代医学的发展突破。

擦亮中医文化瑰宝，就要更好地运用中医药的保健养生功能。中医秉持"天人合一"理念，强调人与自然是相互联系、不可分割的统一体，保健养生也需要与天地相参、与日月相应、与四时相合。春天太燥，吃点儿清淡的；夏天暑湿，吃点冬瓜、薏米粥等去湿的食物。不同的季节，用不同的养生方法，这既是知识，也是文化，更是一种健康而雅趣的生活方式。

传承不泥古，创新不离宗。在传承和创新两端齐发力，坚持中西医并重，共同擦亮中医文化瑰宝，就能为健康中国助力，为全球卫生治理贡献"中国处方"。

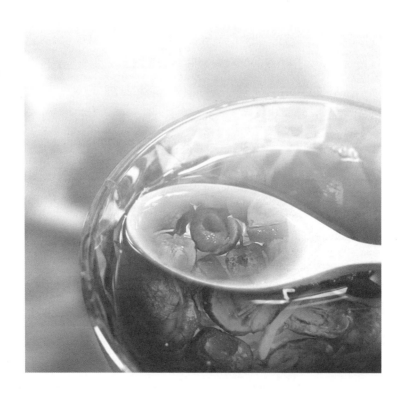

谁来保护中医药知识产权

保护中医药知识产权，不只是保护产权，更重要的是保护知识。保护好知识源头，呵护好创新火种，历久弥新的中医药才能为人类健康不断地贡献"中国处方"。

跨越时空，穿越千年，汉代名医张仲景来到21世纪。让他想不到的是，当年他呕心沥血，研发的《金匮要略》《伤寒论》中的中药方，早已不姓"中"，被日本无偿开发成汉方药，行销世界各地。张仲景的中药方被称为经方，尽管是他的知识成果，收益却和他没有半点关系。医圣张仲景却开不出方子来保护知识、保护产权。包括经方在内，传统的中医药面临着同样的命运。究竟谁来保护中医药知识产权？

习近平总书记指出，中医药学包含着中华民族几千年的健康养生理念及实践经验，是中华文明的瑰宝，凝聚着中国人民和中华民族的博大智慧。中医药学是中华民族的伟大创造，却一直找不到打开知识产权保护的"钥匙"。无论是中药品种保护、中医药传统知识保护，还是商业秘密保护方法、非物质文化遗产保护，尽管给出的"方子"不少，但无法对中医药知识进行有效保护。

中医药传统知识保护，是指中医药传统知识持有人对其持

守正编 SHOU ZHENG BIAN

有的中医药传统知识享有传承使用的权利，对他人获取、利用其持有的中医药传统知识享有知情同意和利益分享等权利。中医药传统知识多处于公开状态，与现行的知识产权制度保护"新颖性""创新性"不相符合，中医药好像是"无主的公地"，被不少国外公司"不当占有"。有相当数量的国外公司通过知识产权抢占国内的中药市场份额，一方面利用合作、收购、兼并来获得中国的中药知识产权进行"盗窃"。另一方面则抢先在中国之前申请专利，禁止中国企业生产和销售，然后再通过侵权赔偿来打垮中国企业。如"六神丸"案，日本在我国传统中药方"六神丸"的基础上开发出"救心丸"，每年的销售额达到上亿美元，我国的中医药传统知识被无偿使用。

保护传统知识已成国际共识，但中医药知识保护颇为尴尬。国内中医药企业对此并不"感冒"。统计显示，我国90%以上的中药都没有申请专利。申请专利意味着将经典名方方剂的部分或全部公开。他人只要在现有方剂基础上稍做改动，就完全可能得到一个新的方剂。不公开难以获得专利，公开了可能导致方剂价值受损。中医根据"君、臣、佐、使"的原则将各类药物配伍到一起，复合方剂整体发挥效用。中药专利只能保护其制备方法而不是专利本身，而他人完全有可能通过不同的制备方法做出类似方剂，侵权时难以认定。

中医药传统知识是中华民族的宝贵资源，是中国古代的科学瑰宝，是中医药传承发展的核心要素。如何建立一个与现代知识产权制度并行，且又相互补充的制度，如何保护好中医药知识产权，一直是业界关注的话题。

目前，中医药知识产权保护立法基本上属于"被动的防守保护"。中国是中医药的发源地、中医药原材料的输出地和中医药最大的消费目的地。跨国医药公司的中成药知识和技术取之中国，用之中国，只要我国对中医药相关技术的转让加强控制，外国无偿使用中医药知识和技术，恶意盗取中医药传统知识的行为就可以得到缓解和控制。因此，完善知识产权海关保护制度，可以让其成为保护中医药传统知识和技术免受外国恶意盗取的"利器"。

创新就是最好的保护。加快创新是保护中医药知识产权的根本出路。从现行《中华人民共和国专利法》的规定来看，专利权保护期限不得少于20年。有限的专利保护期，也保护不了传承上千年的中医药。目前的知识产权法律体系只保护结果创新，不保护思想和资源来源，唯有加快自身创新，才能借助目前的知识产权法律体系，促进中医药事业的发展。以六味地黄丸为例，地黄丸家族"人丁兴旺"，其他几味药均由其加减而来。我们要保护的是制备六味地黄丸的"理和法"，知柏地黄丸、杞菊地黄丸、归芍地黄丸等"方和药"才会不断涌现。如果只保护"方和药"，不保护"理和法"，中医药创新的源头就会枯竭。与其下游拦坝，不如上游开源，改变现行知识产权制度"顾尾不顾首"的弊端，对中医药经典名方形成"从头至尾"的整体保护，从根本上阻断对中医药传统知识的不当占有。

保护中医药知识产权，保护的不只是产权，更重要的是知识。保护好知识源头，呵护好创新火种，遵循中医药发展规律，传承精华，守正创新，历久弥新，中医药才能为人类健康不断地贡献"中国处方"。

带瘤生存也能活得好吗

得了肿瘤，需要把癌细胞斩尽杀绝吗？2017年9月，中医影响世界论坛——肿瘤病第一次会议在京召开，中医、西医大咖共话肿瘤。论坛由北京大学哲学系、北京医师协会等单位联合主办。北京中医医院教授郁仁存说，不要总是希望把所有的癌细胞杀死杀光，达不到的。我们的治疗目的应该是让体内产生平衡，以平为基，带瘤生存，很多晚期病人可以带瘤生存很多年。中国工程院院士、中国医学科学院肿瘤医院教授程书钧也有类似观点：带瘤生存是一个重要的研究方向。治疗肿瘤，不是只考虑直接杀灭癌细胞的办法。

中医怎么治肿瘤

生活环境相同，饮食习惯相同，为什么有人得肿瘤，有人却不得呢？郁仁存提出肿瘤发病的"内虚学说"，内因是决定性因素，预防不只是去治理外界环境，调整饮食习惯，重要的是调理内部虚弱的脏器。

肿瘤是怎么产生的？山西省运城市中医肿瘤医院院长崔扣狮认为，从中医角度讲，不外乎人体内部阴阳平衡失调、脏腑功能紊乱，以及外邪侵袭两方面。正虚邪入，破坏了五脏六腑正常的生理功能，损耗了人体精、血、津、液的物质基础，引起了气滞、血瘀、痰凝、毒聚、湿停等病理变化，产生了气、血、痰、湿等病理产物，久而久之，这些病理产物相互交结，形成有形肿块，发展成肿瘤。

在郁仁存看来，中医治肿瘤注重四结合：一是辨证和辨病相结合，中医强于辨证，西医强于辨病，两者相结合。二是局部和整体相结合。只治局部，忽略整体是不行的。三是扶正与祛邪相结合。不攻邪，难扶正；只扶正，邪压正。患者本来就虚，得了肿瘤以后更虚，用了放化疗后虚上加虚，扶正治疗一定要坚持。四是阶段性与持续性相结合。中医药在治疗过程中要全程参与。

中医抗癌优势在哪

中国工程院院士、中国医学科学院肿瘤医院教授孙燕是知名西医肿瘤专家，他对中医治疗肿瘤另眼相看，"中医特别高明的地方，就是注重扶正"。

在防治肿瘤方面，中西医存在着优势互补的方面，中医药在治疗肿瘤中对减轻现代西医治疗的不良反应，提高免疫和调整脏腑机能，对放化疗、免疫治疗的增敏增效，减少复发和转移，延长生存期和改善生活质量都发挥了重要作用。

崔扣狮说，据临床所见，西医手术、放疗、化疗对早中期癌症疗效明显。对于晚期癌症患者，由于体质弱，或者肿块大，或者手术后肿瘤与周围组织粘连，并有广泛转移等。对西医无法治疗的患者，中医药能够缓解痛苦、延长寿命、提高生存质量。

中西医治疗肿瘤优势互补。郁仁存认为："中西医肿瘤医生在针对每个病人时，都要树立中西医结合的观点，采取最佳的中西医结合治疗方案，这样才能提高疗效。"但好多人把功劳记在西医头上，觉得中医只是起辅助作用。

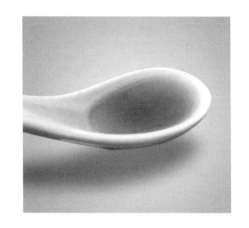

中国中医科学院西苑医院血液科主任医师麻柔认为，中医药单打独斗一点也不弱。国际上推崇的治疗急性髓细胞白血病的最优方法，就出自西苑医院。他说，中医中药治疗肿瘤还不能全部治好，不是说中医中药治不好，而是中医博大精深，学不过来。

中医治疗肿瘤的奇效，中国中医科学院研究员孟庆云将其归结为"涌现效应"。中药有很多奇特的效应，方剂更有价值，不同药物组合不是1+1等于2，而是远远大于2，可以涌出不同的效应。典型的例子补中益气汤，没有一味药物单用可以补足中气，升麻、柴胡放在这个方剂里面，使组成的方剂出现奇效。

斩尽杀绝管用吗

肿瘤是怎么回事？肿瘤不可避免，肿瘤是人体衰老的表现。如果人类活得足够长，肿瘤活得可能越长，这不是病态，这是人类自然进化。

程书钧说："带瘤生存是一个重要的研究方向。要重视肿瘤患者宿主因素的研究和评价，加强宿主抑制肿瘤的能力，而不是仅仅只考虑直接杀灭肿瘤的办法，这可能代表了未来一种肿瘤治疗的新战略。"

北京大学哲学系教授楼宇烈提出，传统医学把人看作一个整体。人体的健康离不开整体动态的平衡。中医提倡"致中和"的理论，与现代医学倡导的"内环境平衡""内稳态"概念等有相通之处。在"平衡学说"指导下，通过中医药的调治可以使机体内环境达到相对平衡的状态，使得癌症得以控制，与机体得以共存。

如何保持患者机体的内在平衡，特别是肿瘤中晚期病人？郁仁存说，中医讲究和，道之中和，让它能够平平安安，类似西医内环境的平衡稳态。治疗肿瘤病人，五大要素保持体内平衡：情绪要稳、适当饮食、适当锻炼、生活规律、维持平衡。他不提倡病人忌口，提倡自我辨证试食，哪个合适哪个不合适，自己辨证。比如吃海鲜拉肚子，体内建立起的平衡一下子被打破，这样的食物就不能吃。没有1例是因吃食物引起复发和转移的，复发和转移是由癌细胞自身生物学特点和病期决定的。

"大忽悠"为啥爱傍中医

2017年7月，一位名叫刘洪滨的"老专家"特别火，在各大电视台的"健康医药"节目中推广药品。经梳理发现，这名"老专家"先后以祖传苗医传人、北大专家、养生保健专家、御医世家传人兼风湿病专家、祖传老中医、蒙医第五代传人等身份推销过9种药品和保健品。此外，她还曾自称是中华中医医学会镇咳副会长、东方咳嗽研究院副院长、中华中医医学会风湿分会委员和某医院退休老院长。

数年间，"老专家"刘洪滨在以权威身份"打包票"，还用"祖传秘方"来吹嘘独特疗效，"大忽悠"为啥如此爱傍中医？

国家中医药管理局法监司有关负责人表示，一些疾病对于现代医学还是无解方程式，但中医药在治疗疑难重症时往往有奇效。看中医成为不少人治疗疾病最后的机会。这些所谓的"老专家"打着中医的旗号，利用老百姓有病乱投医的心理，骗术就轻易得逞。

"老专家"刘洪滨和中医半点关系也没有，根本就不能算是中医，为什么还能得到老百姓的信任？这位负责人表示，老百姓对于一些虚假广告的警觉和识别能力在不断提高，中医健康素养在提高，让他们轻信的原因是大众媒体为他们背书，让老百姓轻易放松警惕性，上当受骗。

陈其广分析，中医药最大的特色是个性化，讲究因人、因地、因时而宜。一种中药或是民族药，不可能对男女老少都见效，更不能包治百病。正是由于对中医药认识的偏差，不断涌现出类似的"神药"和"神医"。从客观上来说，多年来传统文化传承不够，公众对中医药缺乏正确的理解和认知。而中医专业人士忙于临床，科普力度不够，国民的中医药健康素养偏低，让假中医有了可乘之机。

陈其广认为，医药领域市场化运作，会出现不规范的营销行为等不讲经济道德的行为，在中医药领域也不例外。但不能认为这是中医独有的现象，否则中医会落入刻板印象，被列入骗子的行列，对中医来说有点冤。

打着老中医的旗号，声称包治疑难杂症，疗效立竿见影……不仅损害消费者利益，还严重危害中医社会声誉。陈其广表示："让人痛心的，不是真正的中医，而是打着中医的旗号，让中医背黑锅的行为。傍着中医来行骗，再加上不辨真假的老百姓，最终败坏的是中医的名声。"

2017年7月1日，《中医药法》正式实施，中医传承过程中涉嫌虚假宣传、欺诈行为被纳入法规。但是对于假中医缺乏相应的处罚办法，缺乏足够的震慑力，只能任其污化中医。专家希望，有关部门能加强这方面的打击力度，避免老百姓上当受骗。

"如果审查下老专家行医资质，就会露馅，但这些审查机制流于形式，形同虚设，让冒牌专家轻松过关。这暴露出体制机制的问题，中医药的管理还没有实现无缝衔接。"陈其广建议，要做好信息公开的工作，让每位真正的中医师在阳光下执业。中医执业信息越公开，社会公众才能更好地辨别真伪。公众对中医的信任感增加，古老的岐黄之术才能成为真正的中华民族瑰宝。

辟谷该不该野蛮生长

穿着中医养生外衣的人，打着传统文化的旗号行骗，账都会算到中医头上，传统岐黄之术洗不掉污名，毁的是公众信任。规范中医养生服务发展，"祛邪"比"扶正"更重要。

笔者看到两则消息：一则是媒体暗访辟谷班，"大师"称意念发功可治病；一则是首届国际辟谷养生学术研讨会在北京中医药大学召开。这两则消息让人一忧一喜。忧的是，辟谷沦为不当牟利的诱饵；喜的是，辟谷养生被纳入学术研讨层面，有望步入正轨。

辟谷，对不少人来说还比较陌生，"辟"即避免、避开、避却之意；"谷"即五谷，是粮食的总称，这里指食物。辟谷是指在没有任何"营养物质"供给的情况下，通过系列功法，排出体内五谷之浊气。1973年西汉马王堆古墓中出土的《却谷食气篇》是我国第一部辟谷专著，展示了2000多年前西汉年间的修炼方式。辟谷这种传统养生方法，并非我国独有，它与国际上流行的禁食与能量限制疗法相类似。这些疗法被大量临床和实验研究证实，能够延长寿命和防治多种慢性疾病，成为防治慢性非传染性疾病的一种低成本、低风险方案。德国营养学会1993年颁布了禁食疗法诊疗标准，并规定身体质量指数

（BMI）超过25kg/m²的中学生必须进行禁食训练。禁食也是代谢性疾病、心脑血管疾病及其他身心疾病的重要干预手段。

近年来，社会各界包括医学界对辟谷的评价褒贬不一，看法各异。辟谷的能量来源是什么、其适应证和适应人群是什么等，诸如此类的问题，目前并没有一个明确的解答，需要进一步的学术研究来加以论证。正如北京中医药大学校长徐安龙所说："辟谷，既需要临床疗效的证明，也需要医学理论的支撑。"

事实上，辟谷是一种养生锻炼方法，属于气功的范畴，但切不可随意妄自练习。因为处于短期饥饿状态时，人体把储备的肌糖原和肝糖原进行分解，如果蛋白质、脂肪、碳水化合物供给不足，人体会出现"脂肪动员"。需要提醒的是，当人体不吃不喝时，水、电解质就出现紊乱。人体一旦出现低血钾，就会出现肌无力、心跳加快、心律失常甚至猝死。辟谷针对的是特定人群，并非人人适合。对病人而言，辟谷不能包治百

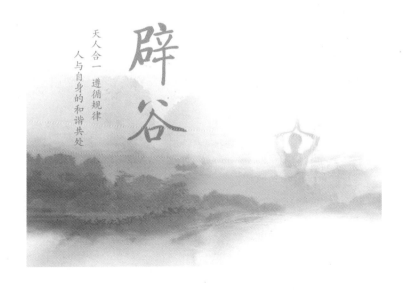

天人合一　遵循规律

人与自身的和谐共处

辟谷

守正编

SHOU ZHENG BIAN

病。幻想求得一线生机，把"死马"当成"活马"医，扔掉药瓶去辟谷，只会让自己病得更厉害。

辟谷练习需要专业人士指导，辟谷养生服务发展也不例外。目前，养生保健服务行业存在监管主体不明确、服务标准模糊、执法困难等问题，不正规的辟谷养生班在灰色地带野蛮生长，成为"黑色料理"。不法分子看到传统养生文化蕴藏的巨大收益，往往夸大其功效，甚至将其上升为包治百病的"灵丹"。不管理论是否相关、来源是否靠谱、内容是否准确，统统放进辟谷学说的筐里，将其神秘化，只为牟取高额利润。对欺瞒消费者的辟谷养生班要出重拳、下狠手，将辟谷养生术纳入法治管理之路，使其走入正途。2017年7月1日，《中医药法》正式实施，规范中医养生保健服务，明确由国务院中医药主管部门制订中医养生保健服务规范、标准。期待归口依法管理能禁绝渐欲迷人眼的养生乱象。

中医药是祖先留给我们的宝贵财富。简单否定、是今非古，如同倒洗澡水一样，可能连孩子也一起倒掉；简单肯定，是古非今，不分优劣照单全收，如同米饭中掺入沙粒，会硌到牙。正确的做法是取精华、去糟粕，剥除其神秘面纱，把握其科学内涵，使中医健康养生文化步入寻常百姓家，成为中国人的一种生活方式。

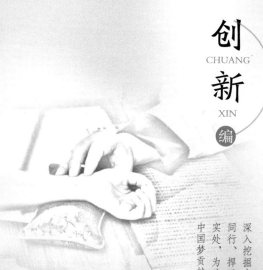

创新
CHUANG
新
XIN
编

深入挖掘中医药宝库中的精华，我们理当拥有与法同行、捍卫法治的坚定信念，让《中医药法》落到实处，为建设健康中国、实现中华民族伟大复兴的中国梦贡献力量。

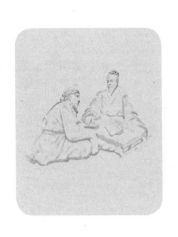

世卫组织为何认可中医药

2019年5月，第七十二届世界卫生大会审议通过《国际疾病分类第十一次修订本（ICD-11）》，首次纳入起源于中医药的传统医学章节。外感病、脏腑证等中医病证名称，成为国际疾病"通用语言"。

传统医学病证，为何被纳入国际疾病分类？传统医学病证能否兼容于国际化的分类体系？纳入之后，能发挥什么作用？针对上述问题，有关专家进行了解答。

世卫组织《总干事报告》指出，ICD-11包括一个题为"传统医学病证——模块1"的补充章节，将起源于古代中国且当前在中国、日本、韩国和其他国家普遍使用的传统医学病证进行分类。

世卫组织传统医学、补充医学与整合医学处处长张奇表示，这标志着世卫组织对来源于中医药传统医学价值的认可，也是对中医药在中国、在国际上应用越来越多这一现实的认可。国内外多位专家表示，中医正式进入世界卫生体系，这将是中医走向世界的"里程碑"。

突破：获得国际通行证，有利于交流与合作

国际疾病分类（ICD）是由世卫组织制订颁布的国际统一

的疾病分类标准，它根据疾病的病因、病理、临床表现和解剖位置等特性，将疾病分门别类，使其成为一个有序的组合，并以编码的形式来表示系统性。

"国际疾病分类使得疾病名称标准化、数字化，从而成为医疗、行政管理及医疗经费控制的重要依据。"上海市卫健委副主任、上海市中医药管理局局长张怀琼介绍，作为权威的国际标准，ICD是各国政府在医疗、管理、教学和科研及制订政策中关于疾病分类的规范性标准，是卫生健康领域国际间进行交流的基础标准之一，更是世卫组织对全球卫生健康服务能力和水平评价及进行国家和国际间统计的通用标准。一些国际会议文章交流、杂志在涉及疾病的诊断时，要求提供疾病的国际编码，甚至病人转诊时医院提供的病历摘要也被要求填写ICD的疾病编码。

传统医学一直缺少具有国际标准化的统计口径，导致传统医药的相关服务信息、资源状况等处于"信息孤岛"状态。项目主要负责人、上海中医药大学传统医学国际疾病分类与评价中心主任、上海中医药大学附属曙光医院传统中医科主任窦丹波教授告诉记者，ICD第十一次修订之前，传统医学一直未被列入国际疾病分类体系框架内，缺少具有国际标准化的统计口径，这不仅阻碍了传统医药在全球的推广，也使国际疾病分类系统缺失了传统医药的卫生统计信息。传统医药纳入世卫组织国际疾病分类将改变这一格局。

张怀琼认为，此次里程碑式的成果，使中医药在临床、科研、教育、管理、保险等领域拥有国际标准化语言的"通行证"，对推动中医药国际化步伐具有划时代意义。

国家中医药管理局表示，ICD-11的正式发布，有助于中国建立与国际标准相衔接并体现中国中医药卫生服务信息的统计网络，从统计分析的角度彰显中国中医药服务在人类健康服务中的能力和地位，有利于中医药国际交流与合作，促进中医药与世界各国医疗卫生体系融合发展，为世界各国认识中医药、了解中医药、使用中医药奠定基础，具有重要的现实意义和深远的历史意义。

兼容：保持中医独特性，不与体系相冲突

中医药传播到183个国家和地区，世界需要中医药。2009年，基于全球范围内中医药越来越大的服务量和市场，世卫组织意识到，在ICD体系中应有符合传统医学需求的分类代码体系，由此提出在第十一次修订中增加传统医学章节，启动传统医学国际疾病分类项目。

国际疾病分类体系建立在现代西医体系之上，如完全照搬运用在中医学领域，就难免削足适履。经反复权衡，国家中医药管理局有关负责人认为，这是难得的机遇，一定要搭上这列国际化时代列车，决不能错过。在目录制订中，尽量保持中医的独特性，不与ICD体系框架发生冲突，以我为主，确保我国在国际传统医学领域的话语权和应有地位，维护中医药核心利益，让传统医学为世界人民造福。

2009年，受国家中医药管理局委托，上海市中医药发展办公室（现上海市中医药管理局）承担了项目管理，张伯礼院士、上海中医药大学严世芸教授等领衔的项目审评专家团队36人，以及术语、信息、标准、分类等各技术领域专家组若干，整个项目参与的全国专家近百人遍布26个省。项目研究历时近

10年，中国专家组创造性地建立了"病、证内容模板和病证分类框架"。这一框架构建不仅反映了中医理论体系特点，符合中医传统医学病证内容，同时也兼顾了相关国家传统医学内容。据了解，传统医学章节共有具体疾病名150条、证候196条。

张怀琼透露，在确定首个入选ICD体系的传统医学时，我国的中医药曾面临其他传统医学的激烈竞争。中国、韩国和日本等国都提出了研究方案。鉴于我国的方案最符合中医药临床和理论体系，得到包括日本、韩国、澳大利亚及美国等国专家的认可，并获得世界卫生组织的采纳，最终在竞争中胜出。此次通过的ICD第十一版传统医学部分内容，就是中国方案。

2019年5月，项目组上海专家在上海选取所有二级以上中医、中西医结合医院，以及四所西医医院，用ICD-11传统医学章节病证编码体系与中医相关国标代码库比较测试。在中医类医院内，病证编码体系疾病分类匹配率为90.18%，证候匹配率为71.77%。相关数据佐证了病证分类框架体系的科学性、合理性。

撬动：与医疗保险接轨，为决策提供支撑

《国际疾病分类第十一次修订本（ICD-11）》2018年12月21日已印发。张伯礼认为，中医病证在现代医学疾病分类系统中占有一席之地，这是中医疗效和安全性证据被接受的前提，也是中医被世界接受的基础。

传统医学为国际社会普遍接受还需很长时间。窦丹波表示，尽管中医等传统医学病证已经被纳入国际疾病分类，但在其中所占比例还很小，只有不到国内的10%，有待不断完善、扩充。

张怀琼认为，通过ICD这一全球广泛运用的权威卫生信息

统计平台，将有更充分的数据来反映各国巨大的传统医药服务市场和服务能力。

据悉，目前各国广泛基于ICD疾病分类体系制订医疗保险付费标准，传统医学国际疾病分类的制订，为传统医学进入医疗保险体系奠定了基础。窦丹波表示，世卫组织传统医学疾病分类体系作为境内外商业保险用于保险付费的标准，将更好地推动中医药国际医疗服务发展。

张怀琼指出，ICD-11纳入传统医学章节，促进中医药服务统计信息的完整性、科学性和通用性，将有利于今后整合国内中西医临床机构的临床诊断统计信息，为我国中医药事业科学决策和评价提供详实的数据支撑，引领全球传统医药的发展。

跨国药企为何跨界"吃中药"

一场中医药论坛，3位院士、2位国医大师、国家中医药管理局的"掌门人"出席，原因在于：跨国药企跨界"吃中药"。2019年3月，由中华中医药学会和人民网主办的中医药国际化发展论坛在京举办。论坛期间，阿斯利康与绿叶制药签署了新一轮战略合作备忘录，正式宣布达成关于建立中成药血脂康胶囊在中国以外市场的战略合作意向，加速推动血脂康胶囊的国际化进程，让中医药走向世界。跨国药企推动中医药国际化，意味着什么？

中医药的美，世界看得见

国医大师张大宁从医50多年，他感觉现在中医的处境要比张仲景时代还难，病人要的是疗效，有效就能存在，没效就被淘汰，既要治得快，还要花钱少。病人选不选中医，与爱不爱国没关系。中医的生存之道，不仅是有效，而且还要超过西医疗效，这就是中医药对世界的价值和贡献。

中医药走出去，关键是要有疗效。美国游泳名将菲尔普斯比赛时，身上布满了"中国印"，给中医药做了个免费广告。

他训练后肌肉僵硬，拔罐之后感到很舒服。拥有世界最先进医学资源的他，为何对拔罐情有独钟？原因很简单：中医药独特的、不可替代的疗效。

中医的疗效要拿出证据。世卫组织在传统医药大会上提出，世界以开放的头脑接受传统医药，而传统医药要被广泛接受依赖于疗效的肯定。中医药疗效要敢于接受现代医学的评价。老年女性压力性尿失禁，西医西药没有办法，被称为"社交癌"。中国中医科学院刘保研教授组织的一项研究，用针刺治疗压力性尿失禁，研究成果发表在《美国医学协会学报》。这是中医药有史以来发的一篇最高影响因子的论文，影响因子44分。文章发表后，不少国家把针刺治疗压力性尿失禁纳入医保。张伯礼说，只要有效，人家就接受，用疗效赢得信任。

中医的美，世界看得见。截至目前，中医药已传播到183个国家和地区，我国已同40多个外国政府和国际组织签署了专门的合作协议。2018年，中药出口总额已达39亿多美元。

于文明表示，中医药是传统的，也是现代的；是中国的，也是世界的。应积极营造了解中医药、认识中医药、研究中医药、体验中医药、支持中医药的良好氛围，全力促进中医药参与"一带一路"建设，让中医药为人类健康服务，共建人类命运共同体，中医药必将大有作为。

为全球健康提供中国处方

在张伯礼看来，健康问题是人类面临的共同话题，面临着多种健康因素交织的复杂局面，工业化、城镇化、老龄化加剧，形成了沉重的医疗负担。世界需要中医药破解人类面临的健康难题，为全球健康提供中国处方。

"西药的新药开发成本在增加，周期在不断加长，而且风险越来越大。这样的背景下很多国际企业都把新药开发的注意力转到天然药物上"。中国中医科学院中药资源中心副主任郭兰萍教授说，国外看重的是中医药或者是天然药物的巨大潜力。

窦博士是北京中医药大学1980级的毕业生，在美国食品药品监督管理局（FDA）植物药小组工作15年。美国FDA每年大概能收到40个植物药的临床申请，临床许可大概有将近40个。15年间，FDA有两个植物药成功上市。尽管这个比例很低，但FDA紧闭的大门已经打开，对植物药不再说NO。

美国FDA批准的第一个植物药是外用药——茶多酚表面制剂，用来治疗尖锐湿疣。茶叶来自中国湖南，日本公司做提取，德国公司临床开发上市，这个比较简单的植物药是通过国际合作来完成的。窦金辉说，新药的研发需要时间，需要各个学科团队的合作。

中医药走出去更有戏，不能靠单打，更需要抱团作战。于志斌说，中药海外发展的困境在于，我国大部分中成药企业的海外渠道比较弱。即使完成产品注册，上市销售也是难以补齐的短板。如果利用跨国企业的渠道借船出海，共同推动产品合作，中药海外发展将是一个崭新的开始。

中医药不只是走出去，还要引进来。于志斌说，乳香、芦荟等中药原产于中东和非洲，沿着"一带一路"进入中国，丰富了中药资源，使中医药国际化资源互通，形成资源的共享。

张伯礼说，推动中医药国际化，需要苦练内功，基点在内。走出去的前提是以科技为支撑，以标准为引领，科技是中医药走向世界的翅膀，翅膀越硬，飞得越高、越远。中医药面临着重大需求和发展机遇，将中医药的原创思维和现代科技结合，将产生原创的成果，引领世界生命科学的发展，用中国的办法解决世界医改的难题。

中华中医药学会副会长兼秘书长王国辰表示，推动中医药走向世界，要汇聚多方资源，服务发展大局，为国家制订中医药海外发展的政策提供决策参考；要促进国际的交流与合作，助力将中医药打造成"一带一路"沿线国家共建共享的优质卫生资源；要互学互鉴，吸收借鉴其他国家的优秀经验和做法，不断提升中医药的现代化水平。

倒逼让中医药的面目更清晰

中药国际化，为什么走得这么慢？

"中药是多层次、多组分、多靶点的。西药的评价模型不完全适合中药。中医和西医是两套不同的医学体系。要让世界理解中医药，并不是用一个转换接头对接那么简单。"中国科学院上海药物研究所研究员果德安教授说。

中医药在国内有点像"写意画"，而走出去就要成为"工笔画"。从模糊的整体到精细的局部，这成为中医药走出去的必答题。

复方丹参滴丸在美国进行三期临床试验，在8个国家128个临床中心，有9100例研究者。复方丹参滴丸的几个有效成分在心肌缺血中起什么作用，每一味药为什么不可替代？

解放军总医院301医院老年心血管内科名誉主任叶平教授表示，中医药要国际化，就要搞清楚成分，搞清作用机制，安全性如何，不同成分相互作用药效增强还是减弱？

除了重视质量和安全性，郭兰萍认为，中药材稳定性值得格外关注。企业使用的药材来源不同，药材质量变化很大，导致生产工艺和产品品质的差异。

作为国家"一带一路"倡议的重要组成部分，中医药走出去与现代医学互融互通，正迎来新时代、新机遇和新的挑战。深入挖掘中医药宝库的精华，不仅需要中国动力，也需要世界赋能，中医药的舞台将会越来越大。

中医药"朋友圈"为啥越来越大

世界需要中医药，中医药在全球有"铁粉"。目前，中医药已传播到世界183个国家和地区，越来越多的"一带一路"建设参与国家和地区加入中医药服务贸易"朋友圈"，拓展了中医药服务贸易市场。搭建了一条国相交、民相亲、心相通的渠道，让璀璨的中华优秀传统文化走向世界，让更多国外民众爱上中医药。

"神奇"中医被口口相传

中医药以独特优势为一带一路建设参与国家提供公共服务产品，助力各国共同应对健康挑战。

在布拉格的捷克中医中心，来自西南医科大学附属中医医院的中国医生李海峰正在为米洛斯拉夫诊脉。米洛斯拉夫气色红润，语调轻快，而就在几个月前，他还饱受哮喘折磨，连一句完整的话都说不出。

67岁的米洛斯拉夫从小就不敢像其他孩子那样大笑、跑跳，因为稍不留意便会诱发哮喘。每次犯病，气管就像被掐住一样，憋得几乎能背过气去。60多年来，哮喘如影随形，为了摆脱这个"噩梦"般的疾病，米洛斯拉夫踏上漫长的求医路。

听说布拉格新开了一家中国中医诊所，米洛斯拉夫对中医早有耳闻，决定试一试。李海峰接诊时，发现他的脸因憋气而涨得通红，说话断断续续。李海峰判断他正处于哮喘急性发作期，症状十分严重。经过诊断，李海峰当即决定采用针灸治疗，米洛斯拉夫的喉部被扎了9针，沿着气管刺激穴位。让米洛斯拉夫称奇的是，扎完针后，不再有喘不上气的感觉，原本苍白的脸色也慢慢转为红润。

"这段时间要注意保暖，不要太劳累。"李海峰细心地嘱咐。经过20天的治疗，米洛斯拉夫的哮喘已转好。李海峰给他开了药方，根据他身体状况随时进行调整。

"我这哮喘终于控制住了！就连腰酸腿疼的老毛病也一并给我治好了。"米洛斯拉夫不停地说着感谢的话。不只是对米洛斯拉夫，捷克中医中心对每一位患者都尽心治疗、贴心照顾。

55岁的阿卜杜拉是阿曼苏丹国人，每天清晨发病，右侧眼眶痛得难以忍受，这种状况持续了将近20年。他曾去美国、德国、澳大利亚、新加坡等多国就诊，但痛苦依旧。

当他听说来了中国医疗队，就试着找到医疗队所在的阿曼皇家医院就诊。这是四川省第二中医医院首批赴阿曼苏丹国医疗队。队长王彧博士接诊了他。"我判断他是类似丛集性头痛，是一种神经系统疾病。"王彧运用针灸疗法为阿卜杜拉做了一次治疗。

第二天早上，阿卜杜拉兴冲冲地跑来说，疼痛减轻了许多，一个月后，他的症状基本消失。自此，这批中国医生的"神奇"被口口相传。类似的成功病例比比皆是，一个又一个患者对中国医生竖起大拇指，阿曼百姓深深感受到中医学的魅力。

不少西医治不了的顽疾，中医却能治好，中医疗效得到广泛承认。中医药以独特优势为"一带一路"建设参与国家提供公共服务产品，助力各国共同应对慢性病、传染病等健康挑战。

记者从国家中医药管理局获悉，目前，我国政府已与40个"一带一路"相关国家和地区，以及国际组织签订了专门的中医药合作协议。到2020年，我国政府将在"一带一路"建设参与国家建立30个中医药中心。据世卫组织统计，目前已有103个会员国认可使用针灸，18个国家和地区将针灸纳入医疗保险体系。中药逐步进入国际医药体系，已在新加坡、越南、阿联酋和俄罗斯等国以药品形式完成注册。

中医药在全球有"铁粉"

文化先行，搭建一条国相交、民相亲、心相通的渠道，让璀璨的中华优秀传统文化走向世界。

"我由于长期伏案工作，背部僵硬，晨起时特别严重，完全弯不下腰，右手也无法弯曲。"柬埔寨国家电视台记者卡内卡说，她第一次尝试针灸。北京中医药大学针灸推拿学院院长赵百孝为她针刺后溪穴、艾灸大椎穴后，她惊奇地说："感觉沿脊柱往下有一种温热感，背部和颈椎的僵硬感有所缓解。"

"一带一路"国际合作高峰论坛期间，来自阿富汗、毛里求斯等39个国家的媒体记者，零距离体验了中医药文化，加深了对中医概念及内涵的认知，他们纷纷表示将把中医药调理的保健方法介绍给本国人，让中医药文化在当地开花结果。

到海外办诊所、开药店，不如直接教授外国人学习正宗的中医，为更多的国外患者服务。22岁的阿廖沙来自俄罗斯，目前是北京中医药大学2016级针灸推拿专业的学生。阿廖沙说：
"在我的国家，中医特别受欢迎，我就想来中国留学，特别是
学习中医，希望大学毕业之后，成为一名医术好的中医。"

北京中医药大学2016级针灸推拿班比利时留学生陈维媛
说："3年前奶奶膝盖疼，中医用一根小针刺激膝盖，很管用。
学针灸很好，我想把中国的中医文化传到比利时。"

作为人文交流的先行者和对外合作的探索者，北京中医药
大学不断探索海外办学新模式。与英国密德萨斯大学合作办
学，是我国第一个在国外高校中独立颁发医学学士学位的项
目；与新加坡南洋理工大学合作开设3+2"中医学－生物学"双
学士学位教育，是在世界50强高校中开设的第一个中医学专业本
科教育。"一带一路"建设参与国家中医人才的增加，不仅促
进中西医不断融合，也给这些国家传统医学的发展带来生机。

教育人文交流让中医药文化有了全球"铁粉"。徐安龙
说，从建校之初在中医药院校中最早招收外国留学生，到20世纪
90年代初在德国建立第一所中医院魁茨汀中医院，再到主动响
应"一带一路"倡议，建立海外中医中心，该校不断推进国际
化进程，将中医药文化深深烙进海外民众心田。

据教育部统计，在中国学习中医的留学生有1.3万多人，来
华学中医者数量居自然科学留学生的首位。"一带一路"倡议
提出5年来，来华学医的外国留学生一直呈现增长趋势。

同仁堂文化法国巴黎东方文化传播中心主任多米尼克20多年
一直在传播中国导引吐纳功法。一位55岁的女患者颈椎严重退
化，由此引起极度眩晕和颈部疼痛。她无法上班，也不能开
车。在最初的两个疗程里，症状并没有缓解。从第三疗程开
始，多米尼克给她增加了内养功的颈部练习。经过8个疗程的治

疗，她完全康复。

"内养功练习对于我和患者是弥足珍贵的。"多米尼克说，中医不只是一种医术，更是一种文化。

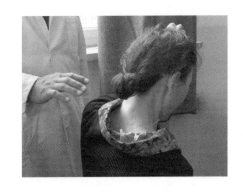

文化先行，搭建了一条国相交、民相亲、心相通的渠道，让璀璨的中华优秀传统文化走向世界，让更多国外民众爱上中医药。中国外文局发布的《中国国家形象全球调查报告2016—2017》显示，47%的受访者认为，中医药是最能体现中国文化的代表性元素。中医药在海外已经走出华人圈，走进当地人生活。

中医合法执业有保障

为中医药对外合作提供法律保障，营造有利于中医药海外发展的国际环境。

王波是上海中医药大学附属曙光医院的针灸科大夫。2015年，他被派到中捷中医中心门诊部工作。中心由曙光医院和捷克赫拉德茨·克拉洛韦市人学医院合作建立，是中东欧地区首家由政府支持的中医中心，也是我国推动"一带一路"建设的首个医疗项目。

当时，王波能来捷行医是得到特批的。按当地的法律规定，中医没有行医资质，也没有处方权。中捷中医中心的建立，破解了中医执业尴尬。王波在捷行医与国内差不多，对病人望、闻、问、切，根据病人需要开处方、针灸或者进行其他治疗。

中捷中医中心成立以来，捷克人对传统中医药的认可度和需求量不断增加，不同规模的中医诊所遍布捷克各州。例如，四川医科大学附属中医医院同捷克中捷克州马拉达博拉斯拉夫市克劳迪安医院签署了谅解备忘录，捷克帕拉茨基大学与成都中医药大学签订了合作备忘录，北京同仁堂中医门店在布拉格开业。

2018年3月，上海中医药大学附属曙光医院医生关鑫第二次赴捷克工作。他曾医治当地患者达7000多人次，在排队系统里，等候人数是5000人左右，预约等候时间是半年左右。与他第一次赴捷不同的是，中医药2017年6月在捷克正式立法，为中医医生在捷克行医提供了法律保障。

中医药在捷立法过程中，中捷中医中心起到了关键的举证作用。上海中医药大学附属曙光医院结合捷克的常见病种，积极探索"捷克需要、捷克适用、捷克满意"的适宜中医技术，逐步将骨伤、推拿、保健等项目在捷推广，并开展诸多临床科研项目，以满足当地人需求。中捷中医中心用大量事实向国会展现了捷克人民对于中医药的需求及中医药的疗效，使捷克中医药立法程序在短时间内顺利完成，从卫生委员会递交议案到总统签发再到立法正式生效，仅用了6个月时间。

专家指出，应积极争取中医药在海外的合法地位，为有条件的中医药机构"走出去"搭建平台，为中医药对外合作提供法律保障，营造有利于中医药海外发展的国际环境。

"一带一路"能否带火中医药

2000多年前，中医药是古丝绸之路上的重要组成部分。搭乘"一带一路"的时代列车，中医药正在向全世界展示出自身的独特魅力，对人类健康做出独特的贡献，世界需要中医药。与此同时，中医药"一带一路"发展还面临着诸多困难和挑战，传统医药在大多数国家处于补充和替代地位，发展环境不容乐观。"一带一路"能否带火中医药？

实现海外"本土化"

越来越多的国家和地区加入中医药服务贸易"朋友圈"，拓展了中医药市场。

4年前，俄罗斯第一所获得法律认可的中俄合作中医院——北京中医药大学圣彼得堡中医中心成立。刚开始，医院没有多少病人，当地居民并不认可中医院。圣彼得堡中医院院长、北京中医药大学教授王朝阳很头疼。于是，他带领四五名医生去找病人，到当地西医院义诊。一位60多岁的老人中风后，腿脚行走不便，王朝阳就用针灸为他治疗，老人恢复了自主行走。随着这样的病例越来越多，中医院在当地渐渐站稳了脚跟。

在第二届上海合作组织、金砖国家传统医学大会上，王朝阳被俄罗斯国家杜马传统医疗委员会主席授予荣誉勋章，以表彰其在俄罗斯推广传统医学上的贡献。这一勋章授予一个外国人，在俄罗斯历史上是第一次。

近年来，北京中医药大学服务"一带一路"建设，注重把中医药打造成中外人文交流、民心相通的名片，着力"讲好中医药故事，唱响中医药声音"。学校首创了集医疗、教学、科研与文化传播于一体的"海外中医中心"模式，实现了中医药走出去的历史性跨越。

"这是茯苓""这是麦冬"……在南非同仁堂，一位来自莫桑比克的店员用流利的中文介绍中药饮片。北京同仁堂走向海外，走进当地民众中间，靠的是"本土化"。在南非同仁堂30余名员工中，25人来自非洲国家，本地化率高达70%。

同仁堂、天士力等60家中医药服务贸易机构在30多个国家和地区开办中医医院、中医诊所、中医养生保健机构，年营业收入达8亿美元。中医药人员赴境外更加便捷，我国每年派驻中医临床医师约2200人，占外派医疗劳务人员总数的60%。海上中医国际医疗健康服务平台不断向"一带一路"建设参与国家拓展，中医药服务贸易带动旅游、餐饮等相关产业全面发展。

与此同时，境外来华就诊人数规模不断扩大。2017年，境内292个中医药服务机构和企业共接诊外籍患者25万人次，接收住院3.1万人次，营业收入达到19亿元。

"一边治病，一边度假，太棒了。"斯维特兰娜是一位有两个孩子的俄罗斯妈妈，不久前，她来到海南三亚。斯维特兰娜饱受腰椎病、颈椎病的折磨，在老家伊尔库茨克，她常去医院打止痛针，不过药效维持不了多久。一次偶然的机会，她听朋友介绍中医治腰椎病、颈椎病有效。于是，斯维特兰娜决定带上孩子，飞到三亚市中医院治疗。她每天治疗两小时，其他时间和孩子们在海边度假，感觉很开心。

推动中医药标准化

中医药走向"一带一路"，需要一个"转换插座"——中医药国际标准。

"文莱现在都改用电子秤了，物品有多重，顾客都能看到，但是你们称药品，我们看不到，你们为什么不用电子秤？"北京同仁堂文莱分店刚成立时，遇到一个小麻烦。当医师调配处方时，一名当地男顾客一边数药方上的药味数量，一边查看调配的药物，调配结束之后，当一名员工正准备把药物装入纱布袋去煎药时，男子马上阻止，质疑为何不用电子秤称重？

分店经理李德亮答道："这种秤叫戥子，是调配中药的专业计量工具，每年对秤进行校验，很准的！"

那名顾客仍然表示怀疑。李德亮当即把电子秤拿出来，顾客摘下了手上的戒指，放到电子秤上显示是15克，放进药戥子里同样显示是15克。他的怀疑表情一

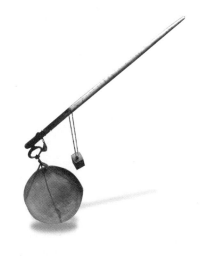

扫而光，竖起了大拇指："好！"

药戥子转化为电子秤，就像不同国家电源接口需要转换插座。中医药走向 "一带一路"，同样需要一个"转换插座"——中医药国际标准，这是中医药走向海外的必答题。

目前，世界中医药学会联合会已经发布了17个标准，包括中医药常用的名词术语翻译标准，收集了中医药常用名词术语6000多个条目，先后发布中英、中法、中西、中葡、中意、中俄、中匈的对照标准。专家表示，如果名词没有标准，中医药很难进行国际推广。

国际标准化组织批准中医药技术委员会成立以来，至今已有31项中医药国际标准发布，其中23项由我国专家主持制订，包括"一次性使用无菌针灸针""中医药-中药材重金属检测方法"等国际标准，实现了中医药国际标准零的突破。

中医药技术委员会国内技术对口单位挂靠在中国中医科学院中医临床基础医学研究所，负责中国提案遴选申报及中方专家选派工作。该所研究员王燕平介绍，我国专家主持制订的部分行业通用标准，打破了贸易壁垒，将科技转化为生产力。

以中药材重金属标准为例，各国对限量值争议颇大，难以统一。黄璐琦院士、郭兰萍团队提出了中药材重金属标准。他们发现，目前世界各国以农作物和食品相关标准作为中药材合格标准存在重大缺陷及误导。在此基础上，团队根据美国环保部和世卫组织提供的重金属安全限量，在综合考虑服用周期、频次、服用剂量、煎煮方法等的基础上，首次利用靶标系数建立科学实用的中药材重金属国际标准，最终获得各国认可。

"中医药-中药材重金属"国际标准于2015年7月21日由国际标准化组织公布出版。这是国际标准化组织关于传统药用植物的首个重金属标准。标准颁布以来，中药材5种重金属超标率平均降低了13.27%，消除了中药材国际贸易中的重金属技术壁垒，避免了巨大损失。

"一带一路"倡议的提出和实施，为中医药"走出去"提供了难得契机。《中医药"一带一路"发展规划（2016—2020年）》要求，到2020年，颁布20项中医药国际标准，注册100种中药产品，建设50家中医药对外交流合作示范基地。

"绿色通道"待开通

波兰华沙亚太博物馆研究员玛切依是一位失眠症患者。他常年奔走于华沙各大医院，却始终没找到解决办法。2012年8月，北京同仁堂在欧洲的首家门店——北京同仁堂波兰华沙一店正式开业，玛切依抱着试试看的心态去求助。经过半年多的针灸和中药调理，他终于能睡个好觉了。他的妻子琳达长期受过敏性荨麻疹折磨，这种病频繁发作，用西药只能抗过敏，无法根治。经过中医药治疗，琳达很久没有出现荨麻疹了。玛切依母亲患有阵发性心律失常和一些老年性疾病，经过3个月的中药调理，身体各项指标都趋向正常。玛切依说，同仁堂彻底改变了他一家人的生活。

中药走出去，靠的是"以医带药"，不少中药产品在进入国际市场时"身份"受阻。面对各国法规，制药企业不得不改换产品"身份"，有实无名，把药品注册成为"保健食品"或"食品添加剂"。由于身份改变，不能在外盒上标注功能主治，很大程度上影响了产品的销售，无法指导消费者用药，降低了产品竞争力。

在天士力控股集团董事局主席闫希军看来，中成药在海外发展受阻，除文化差异外，原因在于三个"不对接"：中西药品审批体系不对接，中西药研究原理不对接，中西药生产模式不对接。

中医药"走出去"与现代医学互融互通面临诸多困难。政策准入仍是中医药对外合作面临的最大壁垒。目前中药品种在国际上没有公认的许可标准，以药品名义注册和出口困难重重，加之注册程序复杂，没有针对性的检测标准，耗时费力，企业压力大。

"国内中医药企业在国外注册、认证、推广时，需要承担不确定风险，单靠企业一己之力难以快速有效推进。"闫希军希望借助"一带一路"建设契机，开启中药国际化的"绿色通道"。截至目前，天士力有复方丹参滴丸、养血清脑颗粒、荆花胃康胶丸等6种药物作为处方药，进入俄罗斯、蒙古、越南、菲律宾等8个国家。

闫希军认为，中医药走向"一带一路"，是中药国际化进程必不可少的环节。他将中药国际化道路概括为"三步走"：第一步，让中药"走出去"，直面国外消费者；第二步，让中药"走进去"，进入发达国家主流医药市场的注册和研究体系；第三步，让中药"走上去"，走向产业高端，走向医保目录和临床一线。

国家中医药管理局有关负责人表示，今后，我国将支持中医医疗机构、科研院所、中药企业等运用现代科技和中药传统研究方法开展多领域、跨学科联合攻关，并推动产品、技术和服务转化，推动成熟的中药产品以药品、保健品等多种方式在"一带一路"建设参与国家进行注册，实现卫生资源共建共享。

中医创新为何呼唤"李时珍"

让达尔文点赞，令李约瑟称奇，被联合国教科文组织列入《世界记忆遗产名录》……近日，在纪念李时珍诞辰500周年大会上，李时珍呕心沥血近30载完成的巨著《本草纲目》再次引发热议，也将大众的目光引向中医药创新发展的未来。

《本草纲目》享誉世界，不只在于李时珍建立的药物学分类体系，比西方林奈建立的双命名法早了近200年，更在于它承载了中医躬亲实践的求知精神、继承发展的创新精神。今天，我们纪念李时珍，最好的方式就是传承这种求知创新精神，

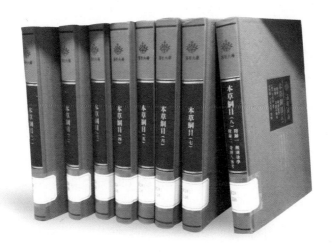

弘扬中医药文化，把中医药这一祖先留给我们的宝贵财富继承好、利用好、发展好，充分发挥中医药在增进人民健康福祉中的重要作用。

当下，中医药发展，还面临误解的杂音、偏激的噪音。"阴阳五行、虚实寒热"等中医思想，被不明就里的人冠以"不科学"的帽子；中医药长期处于被过度质疑的境地，甚至有人认为科学改造中医，就须放弃中医原创思维，废弃望、闻、问、切等中医临床手段。应该说，中医药现代化绝不等于西医化。被迫"转基因"，中医的合理内核面临"婴儿和洗澡水一起倒掉"的危险，中医药的生命力何在？

习近平总书记强调，"中医药学是中国古代科学的瑰宝，也是打开中华文明宝库的钥匙""凝聚着深邃的哲学智慧和中华民族几千年的健康养生理念及其实践经验"。几千年来，中医药之所以能为中华民族的健康做出不可磨灭的贡献，就在于传承创新中去芜存菁，积累了大量临床经验，孕育了独特的医学思想和理论。如今，深入发掘中医药宝库中的精华，医药学研究者一定会有所发现、有所创新。青蒿素的发现等，正是借鉴并升华传统医学的成果。这也昭示着我们，每一位中医药人都要掌握新科技、拓展新思路、展现新作为，积极推动中医药现代化。

中医药是具有原创优势的科技资源，也是我国实现自主创新颇具潜力的领域。从介入非典治疗，获得"零感染、零死亡和零后遗症"的优异疗效，到防治甲流的中药组方"金花清感方"，再到航天医学中的心脏护理应用……每一项都是实现自主创新的典型范例，也说明深入挖掘探究老祖宗留下的宝贵财富，完全可以实现创造性转化、创新性发展。正如屠呦呦所说，传承是中医药发展的根基，离开传承谈创新，会成为无源之水、无本之木。

创新决胜未来，改革关乎国运。紧扣我国社会主要矛盾的变化，找准中医药发展不平衡、不充分的症结，推进自主创新，最紧迫的是要破除体制机制障碍。全国近300个地级市，成立中医药管理部门的不到一半。中医药职能分属于多个部门，"九龙治水"的管理体制亟待打破。"坚持中西医并重，传承发展中医药事业。"落实党的十九大报告的要求，还需以改革除障，打通中医药发展的"梗阻"。

"关键核心技术是要不来、买不来、讨不来的。"坚持自主创新，中医药原创优势不能丢。在李时珍诞辰500周年之际，我们呼唤涌现更多的"李时珍"，发挥中医药独特优势，勇攀医学高峰，推动中医药高质量发展，深度参与全球卫生治理，为人类的健康事业贡献更多中国智慧。

民间中医能靠本事吃饭吗

作为《中医药法》的配套文件，《中医医术确有专长人员医师资格考核注册管理暂行办法》（以下简称《暂行办法》）在2017年底正式实施，规定中医医术确有专长人员医师资格考核。考核不是考试，而是以专家评议方式进行评价，这是中医类别医师准入制度改革的突破，符合中医药的学术特点。不看分数看本事，民间中医能合法行医了吗?

师带徒有了新出路

考核不是考试，而是以专家评议方式进行评价，这是中医类别医师准入制度改革的突破。

56岁的海南省三亚市吉阳区红沙社区的王堂珍，每天总要看几次日历，盼着时间能过得快一点。2018年5月，全国各地中医医术确有专长人员医师资格考核报名工作陆续开始。他想早点拿到行医资格证，让自己合法行医。

王堂珍原先有行医资格证。他自学中医近10年，参加过上海和广州的函授学习，1988年参加海南省三亚市卫生局考试取得执业资格。1998年《执业医师法》颁布，其中第九条规定：

参加执业医师资格考试或执业助理医师资格考试的人，首先必须具有医学专业本科、专科或中专学历。而该法规定的师承或确有专长中医执业医师考试，既没有考试所需的具体考核内容和标准，也没有部门组织。2007年，国家中医药管理局发布文件，要求妥善解决中医医师资格认定。当他拿着这份文件和所有证件前往办理时，却被告知文件已过期，不能办理。

说起王堂珍的医术，在当地有口皆碑。一位俄罗斯女留学生婚后3年不孕，在几家大医院治疗未愈，来三亚旅游时经人介绍找王堂珍，开了60剂中药带回家，服完药就怀上了双胞胎。

像王堂珍这样确有专长的民间中医，若放弃行医，不仅丧失谋生手段，还会导致某些独具特色、疗效显著的中医药宝贵技术和方法失传；若继续行医，往往成为打击非法行医行动的对象。为继承这些技术，有的执业医师拜民间中医为师，出现了"学生有资质，老师无资质"的怪现象。

2017年7月，《中医药法》正式实施，规定以师承方式学习中医或经多年实践、医术确有专长人员，由至少2名中医医师推荐，经实践技能和效果考核合格后，即可取得中医医师资格；进行执业注册后，可从事中医医疗活动。《中医药法》突破制度上的瓶颈，彻底打通了中医师带徒人员和确有医术人员的执业路径。

作为《中医药法》的配套文件，《中医医术确有专长人员医师资格考核注册管理暂行办法》在2017年底正式实施，规定中医医术确有专长人员医师资格考核，采取专家现场集体评议方式，以现场陈述问答、回顾性中医医术实践资料评议、中医药技术方法操作等形式为主，必要时采用实地调查核验等方式评定效果。为确保考核公平公正，防范考核舞弊风险，在充分考虑专家队伍基数基础上，规定考核专家人数为不少于5人的奇数。

考核不是考试，而是以专家评议方式进行评价，这是中医类别医师准入制度改革的突破，符合中医药的学术特点。专家表示，《暂行办法》规定对中医医师资格管理进行了改革创新，通过实践技能及效果考核，民间中医就能拿到中医医师资格证。

不少民间中医担心，通过专长考核拿到的证书含金量不足，在行医过程中会受到歧视。余海洋表示，此类人员的医师资格考核由省级中医药管理部门组织，且中医医术确有专长人员多成长于当地，在当地群众中认可度高，应当鼓励其更好地为当地群众提供中医药服务，规定中医（专长）医师在其考核所在省级行政区域内执业。拟跨省执业的，需经拟执业机构所在省级中医药主管部门同意并注册。

扶老树更需栽新苗

陈珞珈在各地讲课时，经常会被人问：全国几十所中医药大学培养了大量的毕业生，还需要从民间考核录用中医吗？

陈珞珈为记者提供了一组数据：在全国卫生技术人员中，中医中药人员仅占7%。全国平均每个乡镇卫生院仅有1.85位中医；每个社区卫生服务站仅1.08位中医，而且这些中医并非全用中医的方法治病。每家诊所的中医人员不足1人。一些农村和西部偏远地区，已经找不到中医看病了。

民间中医是指"三无中医"，即"无校、无照、无庙"。陈其广说，"无校"是没在正规医药院校接受过学历教育；

"无照"是没有政府法规正式审查合格后颁发的证照，甚至连乡村医生的证照都没有；"无庙"是没有正规的执业机构。据中国社会科学院调查，在农村边远地区仍然生存着至少15万名民间中医，他们长期处于有用、有益却"非法"的状态。

"基层和农村不需要中医吗？"陈珞珈说，这次考核注册民间中医，既保存了师带徒形式和民间独特疗法，又解放了一批身怀绝技确有疗效的中医，用改革思维与制度创新来加快充实基层和农村的中医人力资源，体现了中医药管理部门的勇气、担当和智慧。

陈其广认为，不少地方把民间中医"进门难"当成解决历史"遗留问题""只扶老树不栽新苗"。如果按照这样的思路，相当于断了年轻人通过师承学习中医的路。偏方治大病，高手在民间。中医的理论比较抽象，实践上有很多难以量化的地方，如脉象的判断，其微妙之处，是书本上学不来的，不但需要临床实操，还需要老师手把手地教，师承模式比较适合中医的特性。

中医药人才培养有两种模式：院校教育和师承教育。《暂行办法》的实施绝不是解决民间中医行医问题的权宜之计，而是培养中医人才的长久之策。陈珞珈说，过去中医主要是通过师带徒方式培养人才，与西方现代医学主要靠医学院校培养人才的模式是不一样的。中医的水平与学历有关，但不能唯学历论。

历代中医名家辈出，很多国医大师都不是院校教育培养出来的。如蒲辅周、董建华、李重人、王绵之等，并没有接受过正规的院校教育。陈珞珈说，很多省市的中医药管理局领导及名老中医，都是以优秀的成绩考试录用进来的。穿了"皮鞋"

的中医，要多关心那些还在穿"草鞋"的中医。

国家中医药管理局有关负责人表示，原来的《传统医学师承和确有专长人员医师资格考核考试办法》继续实施，保留师承和确有专长人员通过国家统一考试取得医师资格的原渠道不变。《暂行办法》实施前已取得《传统医学师承出师证书》和《传统医学医术确有专长证书》的，可申请参加国家医师资格考试，也可申请参加中医医术确有专长人员医师资格考核。

江湖骗子进不来

不埋没人才也不放任自流，不限制发展也不降低标准，把好民间中医人才的"入口"。

不少人担心，大量民间中医通过考核注册后，会不会导致中医队伍质量下降？

"在严格规范的临床考核面前，江湖骗子是不可能进来的。"陈珞珈认为，《暂行办法》规定，申报人有两个条件：以师承方式学习中医的，要连续跟师学习中医满5年；经多年中医医术实践的，要有医术渊源，在中医医师指导下从事中医实践活动满5年或者《中医药法》施行前已经从事中医医术实践活动满5年。两者共同的条件是：对某些病症的诊疗，方法独特、技术安全、疗效明显，都要有2名执业中医师推荐。能否给他们发证，关键是有一系列完整配套的临床考核办法，还有5位同专业或同专科的专家对其临床疗效进行系统、全面的考核。

不少民间中医担心，他们长期在农村或基层看病，与体制内的中医没有联系，找不到2名执业中医师来推荐，推荐的中医也不了解他们。陈珞珈建议，各地在制订地方《实施细则》时，应正视并妥善处理这一问题。考核录用民间中医，关键在于临床水平，而不在于有几个执业医师来推荐。2名执业中医师推荐，不能成为前置条件。

国家中医药管理局有关负责人表示，中医医术确有专长人员医师资格考核，一是注重风险评估与防范，对具有一定风险的中医医疗技术，由考核专家综合评议其安全性和有效性。二是注重分类考核，针对参加考核者使用的技术方法，分内服方药和外治技术两类设计考核内容、考核程序、安全风险评估及防范要点。三是注重效果评价，由考核专家根据参加考核者的现场陈述和回顾性中医医术实践资料，综合评议其医术是否确有疗效，现场把握不准的，可通过实地走访、调查核验等方式进行综合评定。

有的民间中医认为，这次只让报考"内服方药类"或"外治技术类"一个专科或者自己擅长看的几个病，国家不应束缚民间中医的手脚。陈珞珈说，仅内科就有几百种病，现在三甲中医医院的内科主任医师，一辈子只会看一个系统的病，如脾胃病、肺病、肾病、心病等，有的专家甚至一辈子就专门看一个糖尿病。治病是人命关天的大事，不设门槛，不进行规范严格的临床考核，如何保证中医的疗效和安全性？

"不埋没人才也不放任自流，不限制发展也不降低标准。"张健峰说，考核应侧重基层实践亦兼顾基础理论，避免产生只重经验、不知经典的"跛足"式人才，这样才能把好民间中医的"入口"。

创
新
编

CHUANG XIN BIAN

经典名方如何焕发生机

中国游客在日本爆买"汉方药"的消息持续引起关注。顾名思义,"汉方药"的方子,大多来自汉代张仲景的《伤寒杂病论》等中医典籍。得到认定的经典名方,在日本由药企直接生产。而在中国,类似情况却需按照新药标准审批,2013年中药新药获批37个、2014年11个、2015年7个。我们是"捧着金碗讨饭吃","老祖宗的宝贝"却成为人家的摇钱树,让经典名方"豁免"临床的呼声越来越高。

国家利好政策的出台,有望缓解这种尴尬。2017年10月,中共中央办公厅、国务院办公厅发布《关于深化审评审批制度改革鼓励药品医疗器械创新的意见》后,前国家食品药品监督管理总局随即发布了关于中药的细分文件。大思路是支持中药传承和创新,对于经典名方类中药,按照简化标准审评审批,并在征求意见稿中提出,符合要求的经典名方制剂申报生产,可仅提供药学及非临床安全性研究资料,免报药效研究及临床试验资料。

如果相关政策顺利落地,可谓是依法保障中医药发展的一大步。2017年7月1日起执行的《中医药法》第三十条规定:"生产符合国家规定条件的来源于古代经典名方的中药复方制剂，在申请药品批准文号时，可以仅提供非临床安全性研究资料。"日本"汉方药"所用的主要方子只有200多个，每年却能创造10亿美元的销售额。我国历史上有文字记载的方剂近10万个，但经典方剂销售额却不到100亿元人民币，在全国中成药销售市场中占比很低。国家中医药管理局正在加紧制订中药经典名方名单，如果老树成功开出新花，将为中药产业带来巨大的提升空间。

古有历史积累，今有世界探索，经典名方的简化审批不妨步子迈得再大些。比如家喻户晓的经典名方六味地黄丸，因为20世纪80年代就完成注册，属于幸运儿。如果按现行药品注册规定，每个病种需要成千上万的病例观察，几十年也做不完。西药在化学合成前没给人用过，需要验证其对人体的有效性和安全性，而经典名方在人体上验证成百上千年，效用不对的早已淘汰，并不需要再进行相似的临床试验。符合简化注册审批的7项条件仿佛一道道筛子，如果不加辨别，一些在临床上普遍应用的品种可能被"冤杀"。如征求意见规定，适用范围不

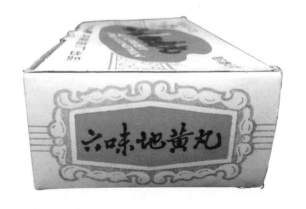

包括急症、危重症、传染病，不涉及孕妇、婴幼儿等特殊用药人群。但像六味地黄丸这样的经典药品，最早却是儿科用药。简化注册办法，应在保障好公众用药安全的前提下拿捏好度，让更多的经典名方走出尘封的古籍，让百姓最大程度享受政策红利。

经典名方简化注册改革，可谓是牵一发而动全身。现在看，首家申请人提交的"标准煎液"公示期为6个月。公示期内，其他申请人继续申报，一并予以公示。"标准煎液"究竟算谁的孩子，从征求意见来看，不具有排他性。经典名方不能作为新药，有可能陷入无主公地的悲剧，更缺乏打入国际市场的资质。中药是我们的宝贵遗产，使用经典古方，开放性开发是成长的关键，知识产权保护则是立足的基础。颁发了"身份证"，还需加盖"防盗水印"，期待更多的政策为经典名方"松绑护航"，让古人的智慧经验为今人健康再立新功。

从方到药要走多远

2020年6月2日，习近平总书记召开专家学者座谈会强调："要加强古典医籍精华的梳理和挖掘，建设一批科研支撑平台，改革完善中药审评审批机制，促进中药新药研发和产业发展。"

2020年5月，《古代经典名方关键信息考证意见》第一批7首方剂向全社会广泛征求社会意见。

2008年，国家食品药品监督管理总局发布《中药注册管理补充规定》，提出"来源于古代经典名方的中药复方制剂，可仅提供非临床安全性研究资料，并直接申报生产"。

从"方"变成"药"，好似一道难以逾越的坎，记者对此进行采访调查。

挖掘古籍精华

从百余部有代表性的古医籍10万余首方剂中遴选经典名方，逐层筛选，真正做到百里挑一。

最近，南京中医药大学国际经方学院院长黄煌收到一张洋娃娃的照片，这是拉脱维亚留学生安妮的第二个宝宝。生宝宝曾经是她的奢望，在本国求医无效，来到中国留学后，经人推荐，她慕名找到黄煌。

黄煌为她做了诊断。她第一次吃中药，并不觉得药很苦，连续服药27天后，身体状态明显好转。这让她兴奋不已，她当年就回国，后来生育了一个男孩。如今，她已是两个孩子的妈妈，她说："是中国经方让我当上了妈妈。"

中国中医科学院中药所研究员张华敏介绍，古代经典名方是指至今仍广泛应用、疗效确切、具有明显特色与优势的古代中医典籍所记载的方剂。这些方剂经过长期临床验证，疗效确切。如果严格按照一般药品生产的规定进行临床试验后再审批，耗时长，费用高，不利于调动企业的生产积极性。

2017年7月1日实施的《中医药法》，这部中医药领域的基本法为古代经典名方的研发提供了法律保障。

编制《古代经典名方目录》为深入挖掘中医药宝库中的精华开启方便之门。根据《中医古籍总目》记载的历代代表性医籍，结合医史文献学专家推荐，确定《伤寒杂病论》经方、官修方书和历代有代表性的古医籍作为重点遴选文献，以103种代表性医籍所载10万余首方剂作为古代经典名方遴选范围。经多学科专家多轮论证、广泛征求意见，逐层筛选，真正做到百里挑一，最终形成100首第一批《古代经典名方目录》， 2018年4月16日由国家中医药管理局发布。

中国中医科学院牵头组建由全国代表性、权威性的行业内专家组成古代经典名方专家委员会，中国工程院院士王永炎担任主任委员，黄璐琦担任副主任委员。国家局设立古代经典名方关键信息考证课题，选择部分方剂进行系统考证和梳理研究，制订了考证总原则及细则，明确了所选方剂的关键信息结果，并多次征求专家委员会的意见。

张华敏说，来源于古籍的经典名方，有着上千年的"人用经验"，在常见病、多发病、慢性病等领域广泛适用，其开发利用可填补我国部分疾病的医疗药物空白，有效缓解我国老龄化、慢性病"井喷"等一系列社会问题带来的日益严峻的医疗需求。

国家中医药管理局副局长王志勇说，遵循中医药规律，简化审批程序，深化中药注册领域改革，将古代经典名方发扬光大，造福广大社会公众，是新时期传承创新中医药的切入点和突破口。

考证关键信息

既要"尊古"，确保经典名方的临床疗效，又要"崇今"，适应现代化大生产的需求。

81岁的陈婆婆家住在浙江省杭州市江干区。最近，她不饥、不食，没有吃饭的欲望，找到了浙江中医药大学教授连建伟。把脉、看舌苔后，连建伟问她："背部是不是有手掌大的痛感区？"陈婆婆说："背部确实有一块。"是不是头昏？胸部胀满吗？得到的都是肯定的答复。陈婆婆笑言，不是医生问，她都想不起来有这些症状。连建伟说，她的症状是典型症状，在中医的典籍上都有记载。陈婆婆吃了3周的药，所有的症状都消除了。

连建伟开出的药方是苓桂术甘汤，该方剂出自东汉张仲景的《金匮要略》，处方、制法及用法为：茯苓四两，桂枝、白术各三两，甘草二两。以水六升，煮取三升，分温三服。连

中医的守护 ZHONGYI DE SHOUHU

建伟说，古方今用不能简单地按古籍记载直接使用。古籍中剂量若按度量衡原方折算，与当今主流用量严重不符。他建议，系统研究古代度量衡与现代对应关系，探索估量单位的折算方法，明确古方计量单位折算现代剂量方法，进而明确相关剂量，让古代经典名方走进现代人的生活。

国家中医药管理局科技司副司长陈熔虎说，经典名方应用历史久远，在不同历史时期变革中，涉及中药材基原变迁、度量衡换算、古法炮制现代工艺转化等难点问题，而药材基原、炮制技术、剂量换算、煎煮方法等关键信息的模糊性，则直接阻碍了药物研发的进程，成为中药经典名方制剂注册审评工作中的瓶颈问题。

经典名方关键信息的考证，不能仅着眼于某一处方时代。以枳实为例，原料用酸橙还是用甜橙？黄璐琦介绍，宋代以前的基原主流是芸香科枸橘。宋代以来医家认为，具有"翻肚如盆口唇状"的酸橙品质更佳，并认为枸橘"不堪用"，枳实的植物基原遂转为酸橙。《中国药典》规定枳实的来源尚有甜橙，但其品质不及酸橙，因此宜选择酸橙。

如何将传统用药方法转化成现代生产工艺，并保持二者质量属性的一致性，是经典名方研发过程中所面临的现实问题。明代《证治准绳》养胃汤中的苍术，原方明确其炮制方法为"以米泔浸洗"，其炮制目的是为了去油，减少燥性，与现代麸炒苍术的目的一致，综合现代炮制方法建议炮制规格为"麸炒苍术"。张华敏表示，在尊崇古方原义的基础上，以现行标准规范为参照，衔接古籍记载和现行规范，基于现行《中国药典》及相关炮制规范，选择最接近原方出处的品种和炮制规格。

国家中医药管理局日前制订《古代经典名方关键信息表（7首方剂）（征求意见稿）》和《古代经典名方关键信息考证原则（征求意见稿）》，包括苓桂术甘汤、温经汤等7个古代经典名方。国家中医药管理局和相关部门共同组织专家对关键信息进行论证和完善，作为古代经典名方中药复方制剂简化注册审批的重要依据。

王永炎认为，在关键信息考证中，尊重历史演变规律，传承不泥古，用历史和发展的角度去认识关键共性问题。既要"尊古"，确保经典名方的临床疗效，又要"崇今"，适应现代化大生产的需求。

国家中医药管理局科技司司长李昱说，古代经典名方关键信息考证原则及示范方剂关键信息的发布，旨在破解经典名方复方制剂注册审评的技术问题，为药监部门确定审评标准提供参考，推动古代经典名方复方制剂简化注册审批政策真正落地实施。

改革审评机制

加快推进相关配套法律法规的修订完善，保障经典名方转化成高质量好药，满足人民群众健康需求。

麻杏石甘汤、射干麻黄汤、小柴胡汤、五苓散是汉代张仲景《伤寒杂病论》里的经典处方。中国中医科学院特聘研究员葛又文将这4个方剂21味药有机组合在一起，化裁为一个新的方剂——清肺排毒汤。葛又文说："这个方剂不以药为单位，而以方剂为单位，方与方协同配合，使其在同等药量的情况下产生几倍量的效果。"

清肺排毒汤是治疗此次新冠肺炎的特效药，也是临床救治中使用面最广、使用量最大的中药方剂。2020年3月26日，国家药监部门为清肺排毒汤发放临床批件。按照现有的药品审评审批办法，清肺排毒汤由方变成药尚需时日。中药经典名方的转化需要另辟蹊径，关键是改革中药审评审批机制。

中国中医科学院首席研究员王阶建议，基于清肺排毒汤治疗新冠肺炎的人用经验，加快清肺排毒汤的注册审批，尽快实现清肺排毒汤的量产，推动古代经典名方落地，服务于常态化疫情防控和经济社会发展。

2008年，原国家食品药品监督管理总局发布《中药注册管理补充规定》（以下简称《补充规定》），十余年来，改革中药审评审批机制的呼声不断。原国家食药监总局、2018年新组建的国家药监局对《补充规定》不断进行修改。2019年10月，《中共中央国务院关于促进中医药传承创新发展的意见》出台，为中药注册制度改革提供了基本指导原则，确保中药姓"中"。2020年4月30日，国家药品监督管理局（以下简称"药监局"）发布《中药注册管理专门规定（征求意见稿）》（以下简称《专门规定》），提出了新的中药注册分类，包括中药创新药、中药改良型新药、古代经典名方中药复方制剂、同名同方药等。明确建立基于中医药理论、人用经验、临床试验"三结合"的中药注册审评证据体系，增加了适合中药情形的简化、审批、优先审批、附条件审批、特别审批的相应规定，推出一系列简化优化中药新药审评审批的新思路和新举措。

国家药监局有关负责人介绍，《专门规定》将已有的中药人用经验整合入中药的审评证据体系，长期以来一直是业界的呼声，也是药品监管部门积极探索、构建符合中药特点的审评、审批技术评价体系的切入点。

专家介绍，《专门规定》设立专章对中药人用经验的证据要求做出明确规定。根据中药人用经验对中药安全性、有效性的支持程度，合理减免相应的注册申报资料。以临床为导向，要贯彻到中药优先审评的监管决策中，贯穿到中医药理论-中药人用经验-临床试验相结合的审评证据构建当中，落实到中药的临床价值评估中。《专门规定》明确，在突发公共卫生事件时运用中药人用经验对已上市中药增加功能主治实施特别审批。对纳入特别审批程序的药品，经国家药监局药品审评中心组织专家审评认定，可以根据疾病防控的特定需要，限定其在一定期限和范围内使用。

目前来看，清肺排毒汤的审批出现重大转机。国家药监局与国家中医药管理局紧密携手，正在加快清肺排毒汤等有效抗疫方药成果转化。一方面加快药物生产批件审批，积极应对秋冬季可能的新冠肺炎疫情反弹；另一方面也以本次中医药大规模临床实践为范例，科学总结中医疗效证据，客观评价中药安全性，遵循传统规律，总结现代方法，为古代经典名方化裁运用开启创新路径。

王志勇说，当前，抗疫方药成果转化和经典名方研制的开发面临一次历史性的交会，备受百姓关注、业界期待。改革完善中药审评、审批机制恰逢其时，加快推进相关配套法律法规的修订完善，促进并保障经典名方转化成高质量好药，满足人民群众健康需求，彰显中医药独特的价值和优势。

依法推动中医药传承创新发展

作为我国中医药领域的基础性、纲领性法律，《中医药法》为促进中医药传承创新发展提供了坚实的法律保障。

国家中医药管理局、教育部等四部门联合印发的《关于加强新时代中医药人才工作的意见》提出，到2025年，要实现二级以上公立中医医院中医医师配置不低于本机构医师总数的60%，全部社区卫生服务中心和乡镇卫生院设置中医馆、配备中医医师。这将为中医药传承创新发展提供坚强的人才支撑。

2022年7月1日，是我国《中医药法》实施5周年。《中医药法》第七条规定："国家发展中医药教育，建立适应中医药事业发展需要、规模适宜、结构合理、形式多样的中医药教育体系，培养中医药人才。"从这个意义上来说，有关意见的出台也是对《中医药法》的落实。从更大视野来看，在为经典名方的审批"松绑"、放宽中医诊所的准入门槛、打通民间中医依法转正的路径、强化中医药在传染病防治和突发公共卫生事件应急工作中的作用等方面，作为我国中医药领域的基础性、纲领性法律，《中医药法》为促进中医药传承创新发展提供了有力的法律保障。

《中医药法》旨在破除多年来制约中医药发展的障碍，形

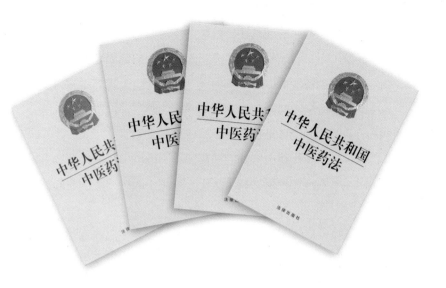

成保障中医药传承创新发展的管理体系。过去一段时间，中医药管理体系面临"头重脚轻"的问题，尤其是基层组织欠缺，严重影响了中医药政策自上而下的落实。《中医药法》明确提出："建立健全中医药管理体系，统筹推进中医药事业发展。"近年来，各级党委和政府加速推进完善中医药管理体系。据不完全统计，已有11个省份设立行政级别为副厅级的中医药管理局，15个省份在卫生健康委员会加挂中医药管理局的牌子。健全中医药管理机构，建立符合中医药特点的服务体系、服务模式、管理模式、人才培养模式，才能为中医药传承创新发展提供管理体系支撑。

　　"天下之事，不难于立法，而难于法之必行。"《中医药法》是一部具有鲜明中国特色、体现深厚历史底蕴和文化自信的重要法律。该法律实施5年来，我国中医药事业发展取得显著成效，管理体系建设得到加强，中医药产业快速发展，服务能力稳步提升。特别是在新冠肺炎疫情的防控中，中医药发挥了重要作用，有效维护和促进了人民群众的健康福祉。推动中医药传承创新发展，除继续加大《中医药法》贯彻实施力度之外，还亟待全力抓好配套制度的制定、落实，加快推进各地中医药条例的制修订进程，并做好相关规章制度的"立、改、废、释"，逐步构建中医药的法规体系，推动中医药治理体系现代化。厚植行业发展的制度沃土，有利于激扬守正创新的磅礴力量。

新冠肺炎疫情防控期间，清肺排毒颗粒、化湿败毒颗粒、宣肺败毒颗粒等中药抗疫"三方"获批上市，体现了中药新药审评审批制度的改革，成为落实《中医药法》的生动实践。在法治轨道上，以《中医药法》实施5周年为契机，积极运用法治力量促进和保障中医药事业高质量发展，既打开大门，又守牢底线；既遵循中医药自身规律谋发展，又最大限度地激发活力，也能扩大优质中医药服务供给，不断推进中医药现代化。

中医药学是中华民族的伟大创造和中国古代科学的瑰宝。坚持继承和创新相结合，保持和发挥中医药的特色和优势，切实解决法律实施中存在的问题、补齐短板，必能为促进中医药传承创新发展、弘扬中华优秀传统文化、推进健康中国建设贡献更大力量。

培植中医药发展的文化"沃土"

近日，第二十三届中国专利奖评审结果揭晓，由葛又文研发的清肺排毒汤复方专利荣获银奖。该专利是本届唯一获奖的中药抗疫组方专利。

中共中央办公厅、国务院办公厅日前印发的《"十四五"文化发展规划》提出："挖掘、传承和弘扬中医药文化。"中医药正是中华优秀传统文化的杰出代表和典型载体，具有不可再生、不可替代的特点。已故国医大师朱良春曾于20世纪50年代发掘民间医药——季德胜蛇药、成云龙的金荞麦（治疗肺痈）、陈照的瘰疬拔核膏。随着老一代中医药专家的故去，中医药文化传承发扬工作刻不容缓。要抢救性保护、挖掘中医药文化，挖掘中医药的多重价值，推广承载中华文化、中国精神的价值符号和文化产品。

近日有两则中医药文化传播活动值得关注。一则是2022年"中医药文化传播行动·走进名医故里"主题活动启动，旨在深入挖掘中医药文化精髓，厚植中医药发展的文化土壤。另一则是中国人口文化促进会成立中医药产学研专业委员会，将充分发挥社会力量在传播中医药文化、培养人才梯队、提高行业水平等方面的作用，造福更多人民群众。这启示我们，必须要迎接新一轮科技革命浪潮，加快推进文化和科技深度融合，重塑文化生产传播方式，抢占文化创新发展的制高点。推动中医药文化传承弘扬工作，要深入挖掘中医药文化内涵和时代价值，发挥其作为中华文明宝库"钥匙"的传导功能，让中医药成为群众促进健康的文化自觉。营造有利于中医药文化传播的良好氛围，要在挖掘整理中医药蕴含的中华文化内涵元素的基础上，插上现代信息技术的"翅膀"，展示真实的中医药文化魅力，让古老的中医药在当代社会焕发活力。推动中医药文化贯穿国民教育，融入生产、生活，促进其实现创造性转化、创新性发展，为健康中国建设贡献中医药力量。

文化自信是一个国家、一个民族发展中最基本、最深沉、最持久的力量。相信随着《"十四五"文化发展规划》的贯彻落实，实施中医药文化传播行动，将培植中医药发展的"沃土"，培育懂得中医、认同中医的社会土壤，让中医药融入中国人的生活，更加坚定国人的文化自信。立足中国大地，讲好中国故事，中医药将向世界传播可信、可爱、可敬的中国形象。

为健康中国建设贡献中医药力量

到2025年，三级和二级妇幼保健院开展中医药专科服务的比例分别达到90%和70%，儿童中医药健康管理率达到85%，65岁以上老年人中医药健康管理率达到75%，公民中医药健康文化素养水平提升到25%……3年内开展8项活动或行动，《健康中国行动中医药健康促进专项活动实施方案》目前公布 。

中医药助力健康中国行动，此次公布的实施方案颇有深意。2016年8月，全国卫生与健康大会对"健康中国"建设作出全面部署，"把以治病为中心转变为以人民健康为中心""把人民健康放在优先发展的战略地位"。党的十九大报告中提出，"实施健康中国战略"。 健康中国战略实施，我国坚持以人民健康为中心，为人民群众提供全方位、全周期的健康服务。《2021年我国卫生健康事业发展统计公报》显示，我国居民人均预期寿命由2020年的77.93岁提高到2021年的78.2岁。满足人民群众多层次、多样化的健康服务需求，中医治未病的独特优势和重要作用不可或缺。围绕全生命周期维护、重点人群健康管理、重大疾病防治，以及普及中医药健康知识，实施中西医综合防控，在健康中国行动中中医药力量得到进一步彰显。

历久弥新的中医药价值不断凸显。有专家曾表示：以治病为目的的医疗模式，并不足以遏制慢性病蔓延的趋势，单一的治疗思路不足以攻克多因素导致的复杂疾病。随着工业化、城镇化、人口老龄化进程加快，我国居民生产生活方式和疾病谱也不断发生着变化。居民健康知识知晓率偏低，吸烟、过量饮酒、缺乏锻炼、不合理膳食等不健康生活方式比较普遍，由此引起的疾病问题日益突出。从这个意义来说，构建"医院－社区－个人"慢病管理模式，对慢病患者进行全周期中医药健康管理，古老的中医药能为现代人提供更好的呵护。

中医药在治未病中具有独特优势。治未病的思想源于《黄帝内经》，蕴含的是预防思想，包括未病先防、既病防变和瘥后防复。人体内已经开始发生某些异常变化，但病象尚未显露，或者虽有显露，却不足以据此确诊病症的情况下，如果运用中医干预，治未病，不让"风起于青萍之末"，可以在很大程度上防止疾病加重。中医"治未病"理念可以融入健康促进全过程、重大疾病防治全过程、疾病诊疗全过程，树立"大卫生、大健康"的理念，倡导健康文明的生活方式。

中医药学凝聚着深邃的哲学智慧和中华民族几千年的健康养生理念及实践经验，是中国古代科学的瑰宝。要推动中医药健康促进专项活动深入开展，形成人人参与、人人热爱中医药的良好社会氛围，让岐黄之术发扬光大，为健康中国建设贡献中医药力量。

信息化，引领中医药传承创新发展的先导力量

国家中医药管理局近日印发《"十四五"中医药信息化发展规划》（以下简称《规划》），提出深化数字便民惠民服务，加强中医医院智慧化建设，推动中医药健康服务与互联网深度融合。

没有信息化就没有现代化。信息化是引领中医药传承创新发展的先导力量。"十四五"时期，信息化进入加快数字化发展、建设数字中国的新阶段。《规划》的出台，旨在抢抓信息革命机遇，加快信息化建设，激发中医药行业新发展活力，为实施健康中国战略、推动中医药振兴发展提供强力支撑。

互联网中医院、中医云诊间、智慧中药房……近年来，坚持"融入、整合、跨越"发展思路，信息化支撑中医药为群众带来便捷医疗服务。截至2020年，中医医院中81.96%的建立了中医电子病历系统，94.08%的建立了门(急)诊医生工作站，95.36%的建立了住院医生工作站，门诊患者平均预约诊疗率达46.53%。在信息化的引领下，具有中医药特色的中医治未病、名老中医经验传承、中医辅助诊疗、中医临床研究分析等系统得到应用，中医药传承创新发展步入数字化新征途。

创新编

CHUANG XIN BIAN

这是中医传承的梦想，这是中医创新的远征。当下，以数字化、网络化、智能化为特征的信息化浪潮蓬勃兴起，云计算、大数据、物联网、人工智能等新一代信息技术迅速发展应用，为中医药信息化高质量发展营造了强大势能，创造了广阔的发展空间，也对"互联网＋中医药"融合发展提出了更高要求，带来了更大可能。同时我们也要清醒地认识到，中医药发展面临着"数据壁垒"和"兼容梗阻"的困境，基础设施、数据应用等方面存在较大短板、弱项，中医药信息化发展不平衡、不协调、不深入等问题仍较突出，与数字中国、中医药传承创新发展、全民健康信息化要求存在较大差距。

古老的中医药如何乘上信息化的快车，在现代化征程中绽放绚丽之花？《规划》提出"融合发展，协同共享"。"一抓一大把，一煮一大锅，一喝一大碗"的传统印象，反映了中医药学立足整体、把握宏观，有点像绘画中的"大写意"。而信息化手段就是中医药融入现代生活的转换"接口"，帮助其导出清晰的数字"工笔画"。比如，习医者常把脉诊作为难以攻克的大山，时常发出感叹："脉理精微，其体难辨，在心易了，指下难明。"如果人体脉象能以数字化呈现、记录、分析，不同的数字代表不同的脉象，"指下难明"将不再是道难解的方程式。为此，推进中医药与信息技术全面融合，探索构建中医药与数字化融合的多元场景，统筹推进中医药数据资源的治理、共享及创新应用，将让传统中医与现代技术融合发展，与现代生活相得益彰。

功以才成，业由才广。中医药信息化建设，需要培养造就一批具有自主创新能力、掌握关键技术的数字化转型领军人才，离不开一批熟知中医药、掌握数字技能的卓越工程师和

"数字工匠"。遵循中医药发展规律，发挥信息化的先导作用，把信息化贯穿中医药传承创新发展全域，发展和推广普惠便捷的数字中医药服务，增进人民福祉，古老的中医药将在中国现代化新征程中历久弥新。

中医药学包含着中华民族几千年的健康养生理念及实践经验，是中华文明的一个瑰宝，凝聚着中国人民和中华民族的博大智慧。党的二十大报告提出："促进中医药传承创新发展。"把中医药这一祖先留给我们的宝贵财富继承好、发展好、利用好，对于加快推进健康中国建设具有重要意义。

如今，人民群众多层次、多样化的健康需求持续快速增长，健康越来越成为群众关心的重大民生福祉问题。大家不但要求看得上病、看得好病，更希望不得病、少得病。更好地满足人民群众的健康需求，中医治未病的独特优势和重要作用不可或缺。此前印发的《健康中国行动中医药健康促进专项活动实施方案》明确提出要在"健康中国行动中进一步发挥中医药作用"，并作出具体部署。充分发挥中医药优势，将中医"治未病"理念融入健康促进全过程、重大疾病防治全过程、疾病诊疗全过程，必能更好地全方位、全周期保障人民健康。

中医药学认为，人体本身是一个有机的整体。其思维方式不是简单的非此即彼，而是注重整体关联。在疾病治疗过程中，中医往往着眼于病因和病机，一方面扶助正气，提高自身免疫力，另一方面祛除邪气，将体内疫毒排除出去，以实现"正气存内，邪不可干"。比如，在抗击新冠疫情中得到普遍使用且疗效显著的清肺排毒汤，既祛寒闭，又利小便祛湿，既防疫邪入里，又调肝和胃、顾护消化功能。这其中，正蕴含着中医治疗学调和阴阳的理念。健全中医药服务体系，充分发挥中医药在健康服务中的作用，既是推动中医药高质量发展的内在要求，也是保障人民健康的题中之义。

建设健康中国，要关注治已病，更要关注治未病。努力使群众不生病、少生病，必须把预防为主摆在更加突出的位置，积极推动从以治病为中心向以人民健康为中心转变。治未病是中医药优势和特色的重要体现。中医药提倡"预防为先"，融预防保健、疾病治疗和康复为一体。大力发展中医医疗服务，加大中医医疗服务体系建设，既有助于让广大群众就近享受预防、保健、康复等中医药服务，也能更好地引导人们养成健康文明的生活方式，做好自身健康的第一责任人，推进健康中国建设人人参与、人人尽责、人人共享。

习近平总书记指出："要做好守正创新、传承发展工作，积极推进中医药科研和创新，注重用现代科学解读中医药学原理，推动传统中医药和现代科学相结合、相促进，推动中西医药相互补充、协调发展，为人民群众提供更加优质的健康服务。"抗疫实践，让我们更加深刻地认识到了中医药的独特优势。坚持以人民健康为中心，坚持中西医结合、中西药并用，建立符合中医药特点的服务体系、服务模式、管理模式、人才培养模式，我们必能使传统中医药发扬光大，为健康中国提供坚实的支撑。

培厚中医药传承创新发展的文化土壤

"智慧之光——中医药文化展"等精品展览广受关注，《本草中国》《国医有方》等纪录片受到观众欢迎，81家全国中医药文化宣传教育基地相继落成……一段时间以来，各地各部门不断优化中医药文化产品供给，为群众带来丰富的中医药文化体验，让更多人有机会近距离接触和感受中医药文化魅力。

中医药文化是中医药传承发展的重要根基。前不久，国家中医药管理局等八部门联合制定印发的《"十四五"中医药文化弘扬工程实施方案》（以下简称《方案》）公布，提出了12项重点任务，协同推进研究阐发、教育普及、保护传承、创新发展等工作。这一重要举措，将培厚中医药传承创新发展的文化土壤。

中医药学是中国古代科学的瑰宝。中医药强调"道法自然、天人合一""阴阳平衡、调和致中""以人为本、悬壶济世"等，体现了中华文化的内核；同时还提倡"三因制宜、辨证论治""固本培元、壮筋续骨""大医精诚、仁心仁术"等，丰富了中华文化内涵。可以说，中医药是中华优秀传统文化的重要组成部分和典型代表。推动中医药传承创新发展，是弘扬中华优秀传统文化的必然要求。《方案》提出："挖掘阐释名医名家、经典医籍、传世名方、道地药材、非遗项目等中医药经典元素""加强中医药博物馆和文化场馆建设""建设50个国家级中医药文化体验场馆"等举措，对充分发挥中医药文化特色优势，建设社会主义文化强国具有重要意义。

大力弘扬中医药文化，需要在满足人民群众对中医药的健康需求和精神需求上多下功夫。健康养生是中医药文化的显著标识，治未病是中医药优势和特色的重要体现。《方案》提出，到2025年，公民中医药健康文化素养水平提升至25%左右。实现这一目标，既需要在加大中医药文化活动和产品供给、广泛开展中医药科普工作等方面做文章，也需要在方便群众便捷获取正确、规范的中医药养生保健知识，将中医药文化融入现代生产生活等方面出实招。从组织开展"千名医师讲中医"、中医药科普巡讲、优秀科普作品评选推介等活动，到普遍建设中医药健康文化知识角，再到鼓励引导企业把中医药文化有机嵌入道地药材和老字号产业链全过程……推动中医药文化融入群众生产生活，将更好地引导人们养成健康文明的生活方式。

大力弘扬中医药文化，需要坚持在守正中创新、在创新中守正。一方面，守正才能更好的创新。立足根基，挖掘精华，保持特色，中医药才能根深叶茂、生生不息。《方案》提出，对中医药文化的内涵精髓进行挖掘研究、实施中医药古籍文献和特色技术传承专项，正是为了遵循中医药自身发展规律，突出原创性、保持民族性、延续传统性、体现时代性。另一方面，创新才能更好地守正。推动网上场馆建设、实现"云游基地""云观展"，开发中医药文化创意产品，推动各地开展内容丰富、形式多样的中医药文化进校园活动……紧跟时代步伐，推动中医药文化创造性转化、创新性发展，有助于中医药文化更好的发扬光大。

一株小草改变世界、一枚银针联通中西、一缕药香跨越古今……中医药学是中华民族的伟大创造，我们要把中医文化传承好。充分发挥中医药作为中华文明宝库"钥匙"的独特作用，必将为健康中国建设注入源源不断的文化动力。

中医药不容回避的现代化之问

患者拿着B超、CT等体检报告来看中医。现代科技打开了人体的"黑箱子"，五脏六腑昭然若揭；各种生化指标，健康状态一目了然。"黑箱子"变成了"白箱子"，以司外揣内著称的中医功夫，在现代科技面前变得不再神秘。现代化之问，成为植根五千年的中医药不容回避的必答题。

全国备案的中医诊所超两万个、八成以上县级区域已设置县级中医医院、八成以上社区卫生服务中心和乡镇卫生院设置了中医馆……近年来，信中医、看中医、吃中药，中医医疗服务机构遍布全国各地。中医呵护着国人的健康，发挥着其独特的优势和作用，特别是新冠肺炎疫情期间，效如桴鼓的中药方剂令人称奇。这源于遵循中医规律，坚守中医思维，使中医药的金字招牌越擦越亮。在传承中创新，在创新中发展，古老的中医药一直是开放包容的体系。只懂中医不懂现代医学知识的中医师，可能都没法给患者看病，无法满足百姓日益增长的健康需要。首要的是中医人知识的现代化，改变"中医让人稀里糊涂地活"的刻板印象，能把深奥的中医机理说清楚、讲明白。在勤求古训、博采众方的前提下，中医人"能中会西"是标配。借助人工智能、互联网+等最新科技不断更新知识、提升技能，历久弥新的中医药就能解决好人类健康的新难题。当然，中医现代化不是中医西化，不能在现代化征程中迷失方向，中医方能在现代化的进程中行稳致远。

中医药现代化，产业现代化是依托。"言师采药去，云深不知处。"随着野生中药材资源的日渐枯竭，临床常用中药的80%被人工种植取代。中药不能当庄稼种，病虫害、大肥大水、农药残留却不能幸免。为此，中国工程院院士张伯礼等专家倡导"三无一全"（无硫黄加工、无黄曲霉素、无公害、全过程可追溯），中药材基地共享共建联盟十年耕耘，中药材的抽检合格率从64%提升到98.4%，推动我国GAP（良好农业规范）的修订与实施，为中药种植探索出一条高质量发展之路。高质量发展是促进中医药传承创新发展的首要任务。中医药振兴发展是一项系统工程，需要全盘布局、系统谋划、多方参与，促进产学研用一体化推进。八角在广西漫山遍野，价格低廉，即使是提取莽草酸原料，每千克也售40元。抗病毒药物达菲以八角为原料，每千克售价高达1.5万元。对比跨国药企，国内中药企业只捧着老祖宗的"金饭碗"远远不够，亟须提升科技创新能力，构建多学科交叉的大型高端科技平台，实现中药资源产业、中药工业、中医药健康服务业三业融合，形成产业布局更优、集聚程度更高、产业规模更大、核心竞争力更强的健康产业发展格局。当然，破解中药现代化的困境，在体制和机制上同样需要寻求突破，为经典名方走入寻常百姓家打开了绿色通道。

加快推进中医药现代化，离不开数字化的赋能。望、闻、问、切，是中医辨证施治的手段。以切脉为例，胸中了了，却指下难明。研发中医数字化辅助诊断装备，开创中医现代"铜人"数字化路径，让中医特色疗法从"模糊"向"精确"转化，让更多的中医上演妙手回春的传奇。对于传统中药剂型，丸散膏丹，神仙也难辨。而中成药制造核心工艺数字化与智能控制等技术装备，集中解决重点领域、重要环节的突出问题，让人工智能助力中医药创新性转化、创造性发展。当然，在加强政策保障的前提下，要完善激励机制，调动广大中医药科研人员参与研发的积极性。

传承创新发展中医药是新时代中国特色社会主义事业的重要内容。遵循中医药发展规律，传承精华、守正创新，共同答好现代化之问，古老的中医药将为实现中华民族伟大复兴做出新贡献。

创新编

CHUANG XIN BIAN

后　记

　　乘新时代春风，中医药振兴发展进入一个前所未有的高光时刻。

　　中医药学包含着中华民族几千年的健康养生理念及实践经验，是中华文明的瑰宝，凝聚着中华民族的博大智慧。《关于促进中医药传承创新发展的意见》发布四年来，中医药迎来天时、地利、人和的大好时机，开启传承创新发展的新征程。传承创新发展中医药是新时代中国特色社会主义事业的重要内容，是中华民族伟大复兴的大事。如何切实把中医药这一祖先留给我们的宝贵财富继承好、发展好、利用好，成为每个中国人不容回避的时代考题。

　　中医药传承创新发展，离不开社会面"清零"。国粹需要国法来保护。我国中医药领域的基础性、纲领性法律——《中医药法》实施以来，为经典名方的审批"松绑"，放宽中医诊所的准入门槛、打通民间中医依法转正的路径、强化中医药在传染病防治和突发公共卫生事件应急工作中的重要作用，筑牢中医药传承创新发展的法律根基。实际上，社会面"清零"，就是用法律武器"清障"，去除"以西律中"的束缚，清除中医药传承创新发展的障碍，构建起遵循中医药发展特点的法规体系。

中医药传承创新发展，离不开文化面"清零"。抗疫遭遇难言的尴尬：被患者打脸，公开拒绝用中药；被西医拆台，不让患者吃中药；被疫情所困，传统的望、闻、问、切无法施展。中医行不行，中药灵不灵，不是说不清，也不是讲不明，而是公众缺乏对中医药最基本的认同。中国悠久的传统优秀文化如同中医的"根"和"魂"。实际上，文化面"清零"就是"清空"，用文化认同来消除对中医药的偏见和歧视，树立文化自信，培养爱中医、看中医、用中药的社会土壤，让中医成为现代中国人的生活方式。

中医药传承创新发展，离不开政策面"清零"。打赢疫情防控阻击战，中医药创造了多个"首次"：首次大范围有组织地实施早期干预；首次全面管理一个医院；首次整建制接管病区；首次中西医全程联合巡诊和查房；首次在重型、危重型患者救治中深度介入……中医药抗疫的生动实践，源于政策面"清零"，得益于《关于促进中医药传承创新发展的意见》等一系列政策文件的出台。政策面"清零"就是清理，彻底清理不遵循中医药规律的政策文件，建立符合中医药特点的服务体系、服务模式、管理模式、人才培养模式，使传统中医药发扬光大。

奋进新征程，建功新时代。中医药振兴发展，呈现打破坚冰、大地春回的暖意。置身传承精华、守正创新的新阶段，去痼疾、补短板、强弱项、扬优势，咬定青山不放松，脚踏实地加油干，岐黄之术将展现出无限生机。

古老的中医药历久弥新，其独特的价值和作用不断彰显。无论是把脉问诊呵护健康，还是早日驱散疫情阴霾，中医药走过万水千山，万变不离其宗——遵循中医药发展的根本规律。这是政策制定的出发点和落脚点。如果离开中医药的主体地位，丢掉中医药原创思维，哪怕融合再多的高科技，也是徒具其表。在现代化的新征程上，遵循自身发展规律，中医药实现创造性转化、创新性发展指日可待。

毛泽东主席说："中医药是一个伟大的宝库，应当努力发掘，加以提高。"破解中医药发展的瓶颈，切实解决好发展不平衡不充分的问题，亟需加快构建中医药发展新格局。让中华民族瑰宝惠及世界，为全球健康提供"中国处方"，中医药走出去征程漫漫，国际化的大趋势不可阻挡。中医药在主战场上还得苦练内功，做大做强国内市场，畅通国内外双循环，增强走向世界的底气和实力。面向人民生命健康，发掘中医药宝库，打开这个神秘的"黑匣子"，还需跨界融合，不断向科学技术的广度和深度进军，真正实现中医药的高质量发展，为人类卫生健康共同体建设贡献中国智慧。

疫情期间，中医药成了热词、屡上热搜。作为一名党报新闻人，责无旁贷地进入战时状态，义不容辞地投入疫情报道，始终战斗在抗击疫情新闻报道的最前沿，以笔抗疫，坚守主阵地，唱响主旋律，尽一份媒体记者的职责和担当。报道张伯礼、黄璐琦、仝小林既是院士又是战士的光辉形象，讴歌中医人悬壶济世与病毒抗争的英雄事迹，彰显中医药人的责任和担当。

为此，我的第二本中医药文集定名为《中医的守护》。作为一名非中医人士，担此重任，荣幸之至。全书分为传承、精华、守正、创新四个部分。其中收录的文章多是第一次公开发表，希望能为中医药科普尽一点绵薄之力。

报道中医药十余载，收获满满的中医人关爱。感谢"人民英雄"国家荣誉称号获得者张伯礼院士、国医大师王琦院士、中国中医科学院广安门医院主任医师仝小林院士欣然为本书作序，感恩于心。每一篇稿件都凝聚着人民日报社各位领导同事对我的关心和厚爱，衷心地道一声感谢。调任人民日报健康客户端、健康时报社工作两年来，感谢这个有爱的集体包容和接纳。走出至暗的夜，寻找温暖的光，感谢一路陪伴我的家人和亲朋好友。

兹以本书献给致力弘扬岐黄之术的中医药人：你们正把传统的变成现代的，把经典的变成流行的，把学术的变成大众的，把民族的变成世界的，你们把自己的热爱，变成一个和成千上万的人分享快乐的事业。

2023年10月8日，时值人民日报健康客户端中医药频道创办两周年。立足媒体融合发展，惟愿中医药的声音传得更开、传得更广、传得更深入。

王君平

2023年10月8日

后记 HOU JI